U0245773

儿童医疗
游戏辅导实践

主　编　傅君芬　舒　强

副主编　诸纪华　吴小花

编者名单（以姓氏笔画为序）

王　彬	王燕青	吕丹尼	朱海虹	许丽琴
李东燕	吴小花	应　燕	沈美萍	陈秀萍
陈晓飞	陈晓春	邵菡清	周红琴	周莲娟
郑智慧	单佳妮	单晓敏	俞　君	夏姗姗
徐红贞	凌　云	高建娣	诸纪华	章　毅
傅藏藏	裘　妃	虞露艳		

人民卫生出版社

·北京·

图书在版编目（CIP）数据

儿童医疗游戏辅导实践 / 傅君芬，舒强主编 . —北京：人民卫生出版社，2024.1

ISBN 978-7-117-35977-1

Ⅰ.①儿…　Ⅱ.①傅…②舒…　Ⅲ.①小儿疾病 —临床医学　Ⅳ.①R72

中国国家版本馆 CIP 数据核字（2024）第 016212 号

人卫智网	www.ipmph.com	医学教育、学术、考试、健康，购书智慧智能综合服务平台
人卫官网	www.pmph.com	人卫官方资讯发布平台

儿童医疗游戏辅导实践
Ertong Yiliao Youxi Fudao Shijian

主　　编：傅君芬　舒　强
出版发行：人民卫生出版社（中继线 010-59780011）
地　　址：北京市朝阳区潘家园南里 19 号
邮　　编：100021
E - mail：pmph @ pmph.com
购书热线：010-59787592　010-59787584　010-65264830
印　　刷：天津市银博印刷集团有限公司
经　　销：新华书店
开　　本：889×1194　1/32　印张：7.5
字　　数：181 千字
版　　次：2024 年 1 月第 1 版
印　　次：2024 年 2 月第 1 次印刷
标准书号：ISBN 978-7-117-35977-1
定　　价：69.00 元

打击盗版举报电话：010-59787491　E-mail: WQ @ pmph.com
质量问题联系电话：010-59787234　E-mail: zhiliang @ pmph.com
数字融合服务电话：4001118166　　E-mail: zengzhi @ pmph.com

前　言　■

　　儿童医疗辅导是由专业认证的儿童医疗辅导师提供以循证为基础的发展性干预措施，如治疗性游戏、心理准备和健康教育等，以帮助患儿及家庭应对因疾病和治疗所带来的压力。

　　在国外，儿童医疗辅导的发展已有近百年的历史。而在中国大陆，近十年才逐渐引入和开展儿童医疗辅导服务。在"健康中国"背景下，医学人文关怀已成为医疗服务中的重要组成部分，各个医疗机构正在积极探索和发展人文服务。

　　儿童作为一个特殊的群体，身心未发育成熟，缺乏适应及满足需要的能力，依赖性较强，合作性差，因此在就医过程中需要给予更多的保护和照顾。儿童医疗辅导旨在关注并缓解疾病治疗和住院经历对儿童心理健康产生的负面影响。浙江大学医学院附属儿童医院于2014年从美国罗马琳达大学引入儿童医疗辅导理念，并结合中国国情，开展本土化的儿童医疗辅导临床实践，有效缓解患儿及家庭的心理压力，提升其就医体验。

　　本书作为儿童医疗辅导临床实践的专业书籍，总结和凝练了儿童医疗辅导的临床实践经验，为儿科工作人员践行儿童医疗辅导服务提供参考，从而为更多的患儿和家庭提供专业的心理支持，从而推动儿童医疗辅导在国内的发展。本书详细介绍儿童医疗辅导的概述、发展史、游戏理论与分类、游戏辅导的需求和应对、专业队伍的建设、环境和道具的配置、实践的工作模式、儿童医疗游戏辅导技术及儿童医疗辅导干预的临床案例。各章节配有详尽的插图,内容通俗易懂,便于儿科工作人员掌握专业的人文知识和实用的服务技巧。希望本书能给各级医疗机构的儿科工作人员提供帮助,成为实践儿童医疗辅导的必备参考书。

本书在编写过程中得到了各参编同仁们的帮助和支持,在此谨致真诚的感谢。

由于时间和水平有限,难免有不足和纰漏之处,本书出版之际,恳切希望广大读者在阅读过程中不吝赐教,欢迎发送邮件至邮箱 renweifuer@pmph.com,或扫描封底二维码,关注"人卫儿科学",对我们的工作予以批评指正,以期再版修订时进一步完善,更好地为大家服务。

傅君芬　舒　强

2023 年 12 月

目 录 ■

第一章

绪　论

第一节
儿童医疗辅导概述

　　儿童医疗辅导（child life）是起源于北美的一项旨在解决伴随儿童医疗保健过程的心理、社会问题的服务项目，已成为国际上优质儿科医疗的重要组成部分。开展儿童医疗辅导服务可明显减轻就医儿童在医疗活动中的焦虑、恐惧和疼痛感，降低身体负面反应，稳定就医情绪，保持心理健康。儿童医疗辅导专家（cetifited child life specialist，CCLS）是提供儿童医疗辅导服务最重要的成员。在实践中，CCLS需根据患儿和家庭成员的生理、心理和社会需求，提供全方位的、个性化的照护，即以患者和家庭为中心的医疗照护（patient and family centered care，PFCC），可以更好地促进患儿和家庭成员积极地应对疾病和医疗所造成的负面影响和压力。

一、儿童医疗辅导服务内容

　　儿童医疗辅导服务包括但不限于以下内容。

　　1. 提供各种游戏、活动和其他互动的机会，以促进患儿的自我康复、自我表达以及对医疗程序的理解和掌握。

　　2. 基于对儿童发育、气质、应对方式、文化、潜在压力源、家庭需求和社会支持等的评估，为个人或团体制订服务计划。

　　3. 对患儿进行认知、心理等的发展评估。

　　4. 为潜在的压力经历做好心理准备。

　　5. 为医疗程序提供减轻压力的技术，以促进适应性应对。

　　6. 提供情绪支持。

　　7. 提供丧亲支持。

　　8. 为儿童和家庭的独特需求提供咨询，以促进健康地应对潜在的压力事件和环境。

9. 提供疾病预防、健康维护和生活方式信息。

10. 就儿童发展和社会心理护理对家庭和专业人员进行教育。

11. 在信任关系的基础上向患儿、其兄弟姐妹和家庭提供儿童医疗辅导服务。

12. 改善环境,促进物理环境生活化、心理环境正常化。

二、儿童医疗辅导专业人员

儿童医疗辅导专家(CCLS)是经过认证和注册的儿童医疗辅导专业人员,他们利用专业的知识和技能来帮助改善患儿和家庭在医疗保健经历中的照护、满意度及整体体验。CCLS 是儿童发展专家,他们致力于确保在医疗机构和其他具有挑战性的环境中的儿童的生活尽可能正常,通过游戏、自我表达活动以及适合年龄的医疗心理准备和教育等来促进有效应对。作为 PFCC 倡导者,CCLS 与医生、护士、社会工作者和其他人合作,以满足每个孩子和家庭独特的情感、发展和文化需求。

CCLS 的资格认证考试要求如下。

1. 由美国教育部或高等教育认证委员会或国际同等机构认可的学士学位。

2. 必须完成以下 10 门大学课程

(1)由 CCLS 教授的儿童医疗辅导课程。

(2)至少 2 门儿童发展课程,年龄涵盖 0~18 岁。

(3)家庭系统课程。

(4)游戏课程。

(5)丧亲、哀伤、死亡相关课程。

(6)科学研究课程。

(7)其他 3 门相关领域的课程。

3. 在 CCLS 直接督导下完成 600 小时的儿童医疗辅导临床实践。

4. 完成标准化认证考试。

三、儿童医疗辅导专业人员伦理准则

儿童医疗辅导专业人员需遵守一套与儿童医疗辅导专业人员协会（Association of Child Life Professionals，ACLP）的使命、愿景、价值观和实践原则相一致的伦理准则，来保护处于压力或创伤环境中的儿童及家庭。伦理准则的服务对象包括儿童、其他专业人员、正在接受培训和督导的工作人员、学生和志愿者等。所有儿童医疗辅导专业人员的共同目标包括最大限度地提高儿童的身心健康以及认知、社交及发展能力；最大限度地减轻儿童及其家人可能经历的潜在压力和创伤。遵守相关伦理准则是实现这些目标的最佳方式。

准则 1：儿童医疗辅导专业人员主要致力于为患儿和家庭提供社会、心理护理，并坚持该行业的使命、愿景、价值观和实践原则。

准则 2：儿童医疗辅导专业人员有责任保持客观、正直、胜任力并表达同理心。

准则 3：儿童医疗辅导专业人员有义务维护一个尊重文化、年龄、性别、种族、民族、体能、性取向、性别认同 / 表达、宗教信仰、退伍军人身份和社会经济地位差异的环境。

准则 4：儿童医疗辅导专业人员应尊重儿童和家庭的隐私，并在相关要求和标准范围内保密。

准则 5：儿童医疗辅导专业人员应不断改进在各种工作环境提供的服务和实践来展示专业能力。

准则 6：儿童医疗辅导专业人员应在其能力范围内提供服务，并在充分考虑医疗照护团队其他成员专业能力的情况下进行转诊。

准则7：儿童医疗辅导专业人员应尊重其他同事的职责、能力和需求，并在执业过程中保持诚信。

准则8：儿童医疗辅导专业人员应不断学习知识和技能，以更新并增强对所服务儿童和家庭相关问题的理解。

准则9：儿童医疗辅导专业人员应尊重学术研究规范，并认识到研究中的道德实践责任。

准则10：儿童医疗辅导专业人员应整体评估并改善任何可能影响其专业有效性、客观性或对他们所服务的儿童和家庭产生负面影响的个人关系、社交媒体或其他情况，并确保在与儿童或所服务的家庭成员发展任何个人关系之前结束其专业角色。

准则11：儿童医疗辅导专业人员应认识到经济利益绝不应优先于职业的使命、愿景、价值观和实践原则。

准则12：负责监督和培训他人(如工作人员、学生、志愿者)的儿童医疗辅导专业人员应承担传授职业道德、价值观并提供最佳学习体验的责任。

四、以患者和家庭为中心的医疗照护

以患者和家庭为中心的医疗照护(PFCC)是一种创新的医疗保健计划、实践和评估方法，其基础是患者、家庭和医疗保健服务提供者之间的互利伙伴关系，并且承认家庭在患者生活中的重要性。患者、家庭、医疗保健提供者之间的互相尊重和协作是医疗保健过程中不可或缺的基石，有利于制订和实施全面的、动态的照护计划。

PFCC包括尊严和尊重、信息共享、参与和协作4个要素。这些核心要素是PFCC的基础，改变了医院及其他医疗机构的专业教育实践理念，逐渐贯穿于整个医疗保健过程中，也被融合在能为儿童患者及家庭带来正能量的儿童医疗辅导中。

1. 尊严和尊重 在就医过程中，医疗保健相关的从业人员需要充分倾听患儿和家庭成员的需求和观点,对他们的选择给予足够的理解和尊重,积极征求其意见。患儿和家庭成员的知识、价值观、信仰和文化背景被纳入医疗照护的计划和服务提供内容中。该理念用于儿童医疗辅导工作中的行为标准:在与患儿和家庭成员的互动过程中,需要注意个人价值观、信仰和偏见,培养对技能、知识和关怀的相互尊重。在提供专业儿童医疗辅导的过程中,需要确保承认和尊重不同家庭的价值观、习俗、经验和经历,确定家庭首选的支持系统和精神资源,并根据情况聘请适当的翻译、文化或精神顾问,同时尽可能提供社会支持。在给予支持和帮助时,积极示范、教授和加强有文化力的关怀护理,维护和尊重专业界限,尊重和促进家庭习惯性的应对方式,并协助患儿和家庭成员发展新的应对策略。

2. 信息共享 即医疗保健从业者以肯定且有效的方式与患儿和家庭成员交流和分享完整和公正的信息。该要素使患儿和家庭成员能够及时、完整、准确地获得信息,有效地参与护理和决策。该理念用于儿童医疗辅导专业工作中的行为标准:在日常的专业服务过程中,提供完整和公正的信息,并与患儿和家庭成员共同制订照护计划和评估干预结果。鼓励患儿和家庭成员向医疗保健从业者传递信息,这也意味着需要确定患儿和家庭成员希望如何接收信息。儿童医疗辅导专业人员需要定期评估患儿和家庭成员对患儿当前状况和治疗计划的理解。在彼此交流的过程中,使用能传达"同情和尊重,培养父母的信心和照顾能力"的语言提供专业信息。要注意将儿童以及家庭的问题和顾虑带入"完整的循环",即积极寻找儿童及家庭疑惑的问题的答案或承认问题仍在解决中,并且确保儿童医疗辅导团队会与患儿和家庭成员合作,解除困惑,并与他们分享信息。

3. 参与 即鼓励和支持患儿和家庭成员在他们选择的

程度上参与护理和决策。该理念用于儿童医疗辅导专业工作中的行为标准：每天确定患儿和家庭成员所需要的优先支持事项，以及他们对照护计划和支持需求的评估，因为这些优先事项可能会随着医疗保健经历的过程而改变。同时，儿童医疗辅导专业人员需要每天评估家庭成员希望如何参与孩子的照护，包括医疗程序的准备、陪伴、游戏场所，以及如何促进每一个环节产生积极的变化。在提供专业服务的过程中，倡导鼓励而不是批评，与家庭成员一起主动观察并分析患儿对医疗保健体验的反应，并合作创建支持性的活动。除此之外，当患儿的精神或发育状况发生改变时，帮助家庭探索新的教育机会，帮助发展新的支持性干预措施。

4. 协作　即患儿、家长、医疗保健从业者和领导者在政策和计划的制订、实施和评估方面，在医疗设施设计中，在专业教育及护理方面进行协同合作。该理念用于儿童医疗辅导专业工作中的行为标准：积极寻求机会让患儿和家庭成员参与规划和评估项目、服务和环境，以最好地满足他们的需求；通过参考内部、本地、区域和在线资源，增强家庭对诊断和治疗的好奇心，从而通过教育和支持赋予他们权力。通过口头交流、病历文件、意见箱、焦点小组、咨询委员会和患者满意度调查征求家庭成员的改进建议；为来自不同背景和具有不同医疗保健经验的儿童、青少年和家庭创造多种参与规划、实施和评估护理系统的方式；努力与所有患儿和家庭成员建立协作关系，灵活地根据每个患儿和家庭成员的价值观、信仰、优先事项和偏好定制对应的实践方案。

PFCC需要患儿、家庭成员和医疗保健专业人员之间的紧密合作，家庭成员的存在和参与是PFCC的基本组成部分，对儿童适应医疗保健体验有显著的积极影响。作为改变和改善医疗保健环境的一部分，儿童医疗辅导专业人员倡导并促进和谐的患儿和家庭伙伴关系，包括为患儿、父母和兄弟姐妹建立咨询委员会和支持小组。儿童医疗辅导专业人员应朝着"鼓励父母参与"而不是"允许父母参与"的心态发展,并相信家庭是制订有效、及时照护计划的宝贵信息资源和合作者。儿童医疗辅导专业人员需要对患儿和家庭确定的优势和需求做出响应,并为游戏、支持和教育制订协作照护计划。PFCC是持续发展的照护理念,适用于儿童和家庭的互动,患儿评估和照护计划、决策的制订与实施。

(傅藏藏)

第二节
儿童医疗辅导发展史

一、儿童医疗辅导起源

由于早期社会发展及医学发展的局限性,在医疗保健过程中,儿童群体并不能获得全面的生理、心理照护。20 世纪初期,在考虑到交叉感染的可能性时,强调减少婴幼儿与他人的接触,而在此过程中产生的对儿童心理、情绪的负面影响往往被人忽视。随着医院数量及就医儿童人数的日渐增长,如何改善就医环境、提高就医体验、提供更高质量的医疗服务日益引起世界各地医院的重视。因此,20 世纪 20 年代,以游戏为主要实践方法的儿童医疗辅导的前身在北美地区逐渐浮现。1922 年,美国密歇根州莫特儿童医院为住院儿童创立了早期的游戏项目;之后美国纽约哥伦比亚长老会婴儿与儿童医院和加拿大魁北克省蒙特利尔儿童医院相继为住院儿童制订了游戏项目。20 世纪 30 年代中期至 1949 年,北美地区至少有 9 个游戏项目存在。

二、儿童医疗辅导发展

1955 年，为解决住院儿童的社交、情感和教育需求，儿童发展专家 Emma Plank 在美国克利夫兰市医院任职期间，凭借丰富的儿童发展知识及经验，成立了儿童生活和教育部门，这也是国际上第一个正式的医院内的儿童医疗辅导项目部门。Emma Plank 在促进儿童发展的相关知识及理念的基础上，开创性地推动了在院儿童身心照护的发展。1962 年，Emma Plank 撰写了具有里程碑意义的 *Working with children in hospitals*。

随着社会的发展及儿科医学的进步，1965 年，一群该领域的先驱女性在美国波士顿召开会议，讨论创建儿童医疗辅导组织的可能性。1966 年，住院儿童及其家庭福祉协会(the Association for the Well Being of Hospitalized Children and Their Families)成立，1967 年更名为医院儿童照护协会(the Association for the Care of Children in Hospitals)。至 1975 年，协会成员已发展到约 1 200 位，包含美国 45 个州、哥伦比亚特区，加拿大的 10 个省和一些其他国家的成员。1979 年，协会更名为儿童健康照护协会(the Association for the Care of Children's Health, ACCH)。

1978 年，儿童医疗辅导特别工作组成立，负责制定专业标准和认证标准。1982 年，儿童医疗辅导委员会(Child Life Council, CLC)正式成立。至 1983 年，共有 235 名会员，成员包括医生、护士、CCLS、儿童父母以及其他医疗健康专业人员。在 ACCH 的资助下，美国菲尼克斯儿童医院开展相关研究项目，其研究成果为儿童医疗辅导提供了理论框架和实践准则。1986 年，CLC 开始实行 CCLS 的资格认证。1997 年，CLC 发布 CCLS 的使命、愿景、价值观和实践原则的伦理准则。1998 年，CLC 会员达到 1 500 人。

第一章 绪论

2001 年,第一届年度儿童医疗辅导周(Child Life Week)活动开启,至今该活动仍会每年举行。2014 年,CLC 主办第一次国际峰会,会议主题为国际儿科心理社会服务状况。2016 年,CLC 更名为儿童医疗辅导专业人员协会(Association of Child Life Professionals,ACLP)。2018 年,CCLS 协会与 Beryl 研究所共同编写了白皮书——*What Patient Experience Can Learn from Child Life Professionals.*

三、儿童医疗辅导现状

至今北美已有 470 多个医疗组织设有儿童医疗辅导项目,该项目同时在加拿大、日本、英国、中国等 24 个国家设立。自 1986 年美国儿童医疗辅导委员会首次对儿童医疗辅导专业人员进行专业资格认证,目前全球已有 6 000 多名 CCLS,截至 2023 年 12 月,中国有 15 位 CCLS,分别在浙江、中国香港、中国台湾的不同医疗机构提供儿童医疗辅导专业服务。中国其他城市如上海、南京、北京等地的大型医疗机构已接触儿童医疗辅导理念,开始了儿童医疗辅导服务的探索。

(单晓敏)

第三节
游戏理论与分类

游戏是一种具有多种心理成分的综合活动,具有虚构性、兴趣性、愉悦性和具体性。对儿童来说,游戏就是儿童活动的本身,对儿童身心发展有重大影响。它影响着儿童的身体运动能力、情绪的发展、社会适应性的发展,以及智能和创造力的发展。许多研究证明,作为获得和表达社会交往能力的情境,儿童在游戏中学习,在游戏中成长,通过各种游戏活动,儿童不但可以练习各种基本动作,使运动器官得到很好的发展,而且能够更快、更好地发展认知和社会交往能力。游戏帮助儿童学会表达和控制情绪,学会处理焦虑和内心冲突,对培养良好的个性品质同样有着重要的作用。

一、经典游戏理论

19 世纪到 20 世纪 30 年代发展出了许多有影响的早期儿童游戏理论,这些理论代表人类思想史上第一次严肃思考并解释儿童游戏的原因和意义,也是第一次从不同的侧面对儿童游戏的原因和意义做出了解释,对游戏理论的发展有重大意义,也对后人的研究产生了很大影响。

1. 剩余精力说 又称精神过剩论,由德国思想家席勒和英国心理学家斯宾塞提出。该理论从生物演化的角度解释了儿童游戏,认为游戏是由于有机体需要宣泄体内剩余的精力而产生的。生物有机体除了有满足基本生活需要的精力外,还必须通过一定的方式把体内的剩余精力通过一定的途径发泄出去,而游戏活动便是剩余精力发泄的最好方式。儿童不需要承担生活的责任,体内存有大量的精力和能量,他们可以通过游戏来消耗基本生活之外的剩余精力和能量。

2. 复演说 复演说由美国心理学家霍尔提出。该理论认为游戏是远古时代人类祖先的活动特征在儿童身上的重现,也就是说,儿童的游戏活动反映了从史前的人类祖先到现代人的整个进化过程。人类进化的过程包括动物阶段、原始阶段、游牧阶段、农业家族制阶段和部落阶段。霍尔认为,在儿童游戏中可以找到每一阶段人类行为的表现。例如,儿童喜欢爬树、荡秋千是复演动物阶段人类祖先的行为表现;儿童喜欢玩捉迷藏是复演原始阶段人类行为的表现;儿童喜欢养宠物是复演游牧阶段人类行为的表现;儿童喜欢玩沙子、玩泥土是复演农业家族制阶段人类行为的表现;儿童喜欢玩"打仗"游戏或其他规则游戏,是复演部落阶段人类行为的表现。霍尔认为,儿童的游戏只不过是人类祖先最早活动遗迹的再现,祖先曾经做过的动作、操作过的具体活动以及对有关事物的态度都可以遗传下来。

3. 生活准备说　也称练习说,由德国心理学家格鲁斯提出。格鲁斯从生物进化论的角度出发,阐述游戏的本质内涵,他认为儿童的游戏是在无意识中为将来生活做某种准备。儿童的天赋和本能并不能使儿童完成复杂的生活任务,需要在此基础上进行练习以完成任务。他认为,游戏与模仿是紧密联系在一起的,如小猫捕捉线团是对捕鼠活动的模仿,小狗追逐嬉戏是对捕食和躲避仇敌活动的模仿;同样,儿童通过游戏,模仿和锻炼未来成年生活必需的能力,从而为未来生活做准备。

4. 松弛说　也称为娱乐说,由德国心理学家拉扎鲁斯提出。该理论认为游戏是由精力不足引起的。劳动使人们疲劳,而游戏可以恢复人们的体力。不仅儿童需要游戏,成年人也需要游戏。成年人因为劳动和工作身心俱疲,而游戏能够把人从工作压力中解脱出来,是个体放松的需要。

5. 成熟说　由荷兰生物学家、心理学家拜登代克提出。拜登代克认为游戏是儿童通过操作某些具体物品而进行的活动,可引起儿童游戏的欲望有三种:通过排除障碍以发展儿童主动性的欲望、适应环境并与环境保持一致的欲望、重复操作与练习的欲望。游戏并不是儿童的本能活动,而是儿童幼稚欲望的一种成熟表现。

二、现代游戏理论

随着心理学理论的发展,心理学家对儿童游戏的解释也在不断发展。20世纪30年代至60年代出现了一系列儿童游戏理论,被称为"现代游戏经典理论"。

1. **精神分析论**　由奥地利著名精神分析学派的创始人弗洛伊德提出,他认为如果儿童的种种欲望不能得到表现,就会产生一系列心理问题。游戏能保护儿童的心理发展,使儿童能成功逃脱现实生活中的强制和约束,给儿童提供一个安全的途径来宣泄负性情绪,补偿其在现实中不被接受的危险冲动,以被现实社会允许的方式来表现,逐渐促进与发展自我。蒙尼格在弗洛伊德理论的基础上,认为儿童通过游戏能把身上固有的攻击性内驱力转化为社会所允许的方式表现出来,能有效降低儿童的焦虑情绪。精神分析自我学派的代表人物埃里克森对弗洛伊德的理论加以阐扬与修正后提出了掌握理论。他认为游戏既可以降低焦虑,也可以使愿望达成。游戏活动能帮助自我协调生物因素和社会因素,通过个体与周围环境的相互作用,能促进个体的人格发展。

2. **认知论**　由瑞士心理学家皮亚杰提出,他主要从儿童智力发展的总背景来考察儿童游戏的产生与发展。皮亚杰认为,在儿童早期由于认知发展水平较低,认知结构不成熟,导致儿童往往不能够在同化与顺应之间保持较好的协调或平衡。如果同化作用超过顺应作用,那么儿童可能完全不考虑事物的现实状况、目前的客观特征,而仅仅为了自我的需要与愿望去从事某种活动,进而改变现实情景。将外在事物、情景改造成能适应儿童原有发展水平和主观意愿的事物与情形,这就是游戏。皮亚杰也认为儿童游戏的发展阶段与儿童认知发展阶段相适应,呈现出相应的连续性和阶段性。在儿童认知发展的不同阶段,其游戏的发展水平也有高低表现。皮亚杰认为游戏主要包括三种水平:练习游戏、象征游戏和规则游戏。

3. **行为主义的学习论**　行为主义的学习游戏理论主要由美国心理学家桑代克提出,他运用学习理论来说明儿童游戏的产生机制,把儿童游戏看作是一种受学习练习律和效果律影响的学习行为,认为儿童的游戏是一种用其自身特有的行为方式进行归纳演绎的过程,在某种程度上也受社会文化和教育要求的影响。新行为主义代表人物班杜拉则利用社会学习理论来说明儿童游戏的获得机制,认为儿童的许多游戏行为都是通过观察和模仿现实或替代化的榜样行为而产生了具体的内在操作对象。在游戏中,儿童既学会了坚持自己的权利,又学会了遵守游戏的规则与要求。

三、当代游戏理论

从 20 世纪 70 年代到现在的儿童游戏理论,被称为"当代游戏理论"。主要包括以下几个方面。

1. 元交际理论 游戏元交际理论由贝特森提出。他在综合运用逻辑学、心理学和语言学等多学科的理论基础上,探究游戏的本质内涵,并试图揭示游戏对儿童发展的积极意义,以及信息交流过程的实质。贝特森认为,游戏就是儿童与他人的一种信息交流与实际操作的过程,其最重要的特征就是"元交际"。人类的交际行为有两种具体类型:一种是意义明确的言语交际,通过言语交际能使儿童获得明确的信息;另一种是意义含蓄的交际,这种意义含蓄的交际就是元交际,即对交流信息的认知与确认,如果儿童意识到是在游戏,就觉察到了他在和别人进行交谈。

2. 行为适应理论 行为适应理论的代表人物是史密斯。该理论认为游戏能促进儿童对一定环境的较好适应,在特定的安全环境范围之内,新的环境与儿童已有的认知发生了某些冲突,这种冲突对儿童的思想和行为具有培养与创新作用。史密斯特别强调了象征性游戏中的假装作用,它能使儿童具有创造的空间自由,进而发展儿童的灵活性和自主感。

3. 唤醒调节理论 伯莱因最先提出了游戏的觉醒理论,他的观点经埃利斯的进一步发展和修正,奠定了该派游戏理论的基础。唤醒调节理论认为游戏行为是一种儿童自身控制的过程,特别是与儿童自身中枢神经系统的觉醒状态有密切关系。因此,可以说游戏是在儿童内部动机作用下引发的一种行为表现,主要目的是儿童可能需要寻求特定的刺激,以便维持和调节中枢神经系统达到生理的最佳激活程度。

4. 其他理论　中国心理学家朱智贤认为:首先,儿童游戏具有社会性,它是人的社会活动的一种初级模拟形式,反映了儿童周围的社会生活。其次,儿童游戏不是社会生活的简单翻版,而是想象与现实生活的一种独特的结合。此外,游戏是儿童主动参与的伴有愉悦体验的活动,它既不像劳动那样要求创造财富,又不像学习那样具有强制的义务性,因而深受儿童喜爱。

四、游戏主要分类

1. 按社会性发展分类　美国心理学家帕顿从社会性发展的角度将幼儿游戏的类型从低到高分为六种:无目的活动、旁观行为、单独游戏、平行游戏、联合游戏及合作游戏。

(1)无目的活动:什么也不做,只在房子里走动、张望。

(2)旁观行为:只看其他儿童游戏,有时开口教别人怎样做,但自己不参加。

(3)单独游戏:多见于1~2岁的幼儿,和其他儿童不发生关系,单独游戏。

(4)平行游戏:使用其他儿童所用的同样的玩具,做同样的游戏,但不和其他儿童一起游戏。

(5)联合游戏:和其他儿童一起游戏,有时还互相借用玩具,但尚未组织化。

(6)合作游戏:集团意识明显,出现领袖,有规则的组织化游戏。

这六个类型中,儿童从4岁左右开始和其他儿童一起游戏的现象日益增加。在平行游戏、联合游戏阶段，儿童已经开始意识到其他儿童的存在。

2. 按游戏目的性分类　林崇德按照游戏的目的性将儿童游戏分为创造性游戏、教学性游戏和活动性游戏三类。

(1)创造性游戏:是儿童自己想出来的游戏,目的是发展儿童的主动性和创造性。其中角色游戏是儿童通过扮演角色模仿和想象创造性地反映周围的生活。

(2)教学性游戏:是结合一定的教育目的而编制的游戏。利用这类游戏,可以有计划地增长儿童知识,发展儿童的言语能力,提高儿童的观察、记忆、注意和独立思考的能力,培养儿童优良的个性品质。

(3)活动性游戏:是发展儿童体力的一种游戏。这类游戏使儿童掌握各种基本动作。

3. 按儿童认知发展分类　认知是儿童身心发展特别是心理发展的核心。游戏的发生必须以动作能力和心理发展到一定水平为前提,所以认知理论学家皮亚杰把游戏视为认知水平的表现形式,游戏是随着认知发展而发展的,因此游戏的形式必然与智力发展阶段相对应。皮亚杰根据儿童智力发展的不同水平,把游戏分为三种类型:练习性游戏、象征性游戏和规则性游戏,它们分别与认知发展的感知运动阶段(0~2岁)、前运算阶段(2~7岁)和具体运算阶段(7~11岁)相对应,为通过游戏来观察与分析儿童的认知发展情况提供了可靠依据。

(1)练习性游戏:这是2岁以前的幼儿产生的最早的一种游戏形式,与感知运动阶段相对应。此时的幼儿还未掌握真正的语言,感知觉与动作是幼儿认识世界、与环境相互作用的主要手段。练习性游戏是对刚刚学会但还不熟练的动作技能的练习,这种游戏由重复运动组成,其动因是感觉与运动器官在活动过程中获得的快感,并不存在真正的游戏,只是为了获得愉快体验而重复某种动作。例如,小孩子会不断地把玩具扔在地上再捡起来。感觉游戏随适宜刺激的出现和消失而产生和停止,一般持续时间较短。儿童从这种游戏中得到的快感是生理性的,是感觉器官对适宜刺激的机能性需要得到满足的结果。

(2)象征性游戏:是 2~7 岁儿童典型的游戏形式,也是幼儿阶段最常见的游戏,与前运算阶段相对应,这个阶段的游戏中出现了象征物。此时,儿童语言开始发展,主要靠符号表征认识世界。象征性游戏反映了符号功能的产生和发展,也反映了一种对环境的同化倾向,即以表征的形式把世界吸收到一个以自我为中心的同化过程。此阶段儿童表现出游戏的组合性、结构完整性、个体性及嬉戏性。儿童根据自己的意愿随意展开想象,创造和组织游戏,用嬉戏的方式表达游戏。一开始,儿童使用的象征物在外表上必须与所代表的实际物品非常相似,例如,用玩具电话来象征真的电话。之后,象征物可以不太像实际物品,例如,儿童可以把积木当作赛车,或把小棍子当作蛇。发展到符号表征水平较高的阶段,幼儿就能虚拟不存在的事物。例如,他们会拿着看不见的杯子喝水,吃不存在的食物。前运算阶段,儿童开始进行社会性角色扮演游戏,他们在游戏里扮演不同的角色、与同伴一起玩,推动情节发展。即儿童随着表象活动、想象活动的增加及能力的增强,逐渐出现了以模仿和想象扮演角色,完成以物代物、以人代人为表现形式的象征过程,是一种反映周围生活的游戏形式。

(3)规则性游戏:发生在具体运算阶段(7~12 岁)。规则性游戏是至少两个人共同参与的,并结成一种互补关系、按照一定的规则进行的,具有竞赛性的游戏,如跳房子、跳皮筋、下棋、打牌等。规则性游戏的发展标志着游戏逐渐失去了具体的象征内容而进一步抽象化。此时的儿童,语言及抽象思维的能力有了发展,开始能站在别人的观点上看问题,利用别人的观点去校正自己的观点,所以在游戏中大家共同遵守一定的规则便成为可能。规则性游戏作为社会化了的人的游戏活动,从此延续下去,并在成人活动中仍占有一定的地位。规则性游戏反映了儿童开始摆脱自我化的象征性,而趋于顺从现实原则,服从客观规律的认知发展特性,体现了儿童游戏在认知发展上的新特征,即规则性。在规则性游戏中,儿童更关注行为的结果,目的性和坚持性都有所增强,竞争性也从中得以体现。所以,规则性游戏对儿童社会性的发展有着极为重要的意义。

4. 儿童医疗辅导游戏分类 儿童医疗辅导专家按照服务目的将儿童医疗辅导游戏分为心理准备性游戏、治疗性游戏和娱乐性游戏等。

(1)心理准备性游戏:是在患儿即将经历医疗程序前为患儿提前做好心理准备而设计的游戏,它能帮助患儿更好地理解医疗程序、学习应对技巧、适应医疗环境。儿童医疗辅导专家以提供医疗程序信息为目的,用患儿能理解的语言和喜欢的游戏方式解释医疗程序,并提供演练应对策略的机会。

(2)治疗性游戏:是在患儿就医过程中能对其负面情绪、压力及疼痛起到治疗作用的游戏,如注意力转移性游戏和表达性游戏等。注意力转移性游戏是疼痛管理中常采用的一种减压性游戏,指在患儿正在经历疼痛性、压力性医疗程序过程时为转移患儿对医疗程序注意力而提供的游戏。如利用虚拟现实或互联网技术、立体书和有声读物、发光玩具、其他视觉或听觉工具及互动游戏来吸引患儿注意力,从而起到降低患儿在医疗程序过程中的恐惧和疼痛感受的作用。表达性游戏是指为了让患儿抒发内在情绪而提供的游戏,目的是宣泄患儿情绪,同时还能了解患儿的担忧或认知上的偏差,并给予相应解释和指引,起到疏导患儿情绪的作用。

(3)娱乐性游戏:是在住院期间给患儿提供各种娱乐玩耍

的机会,其形式丰富多样,内容、场所、时长、工具、人数和辅导人员等可以灵活变化,其目的是增加就医乐趣、丰富住院生活、减少孤独和无聊的感受。游戏的选择要尊重患儿的意愿,同时要符合患儿的病情,坚持安全原则,避免因游戏过度而产生负面影响。

(沈美萍)

第四节
儿童医疗游戏辅导需求及应对

一、生理 - 心理需求及应对

随着社会经济的发展和社会的进步,医学模式从最初的神灵主义医学模式发展到了生物 - 心理 - 社会医学模式,这种模式的提出,促进了医疗活动从以疾病为主向以人为主的转变。临床中,儿童由于疾病因素带着身体上的痛苦和创伤进入医院,希望通过医学治疗来减轻疼痛和缓解不适,这是就医患儿的生理需求。而在帮助解决躯体疾病的过程中,由于治疗导致日常活动受限、身体形象紊乱、亲子分离、学业中断、环境陌生,以及治疗带来的疼痛,都会让儿童产生不安的情绪,增加患儿的心理压力,从而产生一系列的心理和社会需求(表 1-4-1)。

以往患儿的心理需求很容易被忽视,面对患儿在就医过程中可能会产生的负面情绪和行为,医务工作者常常不知道如何从患儿的视角去思考问题的来源,帮助患儿减轻对治疗措施的恐惧。面对医疗经历带来的各种压力,应对是人类群体的本能反应。应对压力是指用来改变、管理或者容忍压力情况的过程,因此,医疗过程中各种情绪反应都是对压力的一种应对,也是儿童的一种自我保护。儿童患者是一个非常特殊的群体,由于生长发育的变化是动态的过程,儿童的身体解剖结构、生理功能和心理行为等在不同阶段表现出与年龄相关的规律性。意识到这一规律性并思考如何帮助儿童应对医疗经历带来的压力,在为儿童治疗生理疾病的同时满足儿童心理健康需求,是现代儿科医学发展关注的重点。

表 1-4-1　患儿及其照顾者面临的生理、心理及社会需求

患儿需求	照顾者需求
生理需求	**生理需求**
■ 获得医学上的治疗	■ 习得患儿照护技能
■ 减轻治疗带来的疼痛	■ 兼顾患儿照护及适当的休息
心理需求	**心理需求**
■ 适应住院生活	■ 缓解因孩子得病带来的心理压力和焦虑
■ 缓解因疾病或治疗带来的心理压力、恐惧	■ 情感支持需求
■ 有尊严地接受治疗	
■ 玩耍的需要	
社会需求	**社会需求**
■ 与医护沟通顺畅	■ 与医护充分沟通
■ 知晓所患疾病及治疗方案和进展	■ 知晓治疗方案和进展
■ 适应出院后的学习生活	■ 可承担的治疗费用
	■ 协调工作/生活/照护
	■ 获得社会支持网络

近年来,随着以人为主的照护模式的发展,儿童医疗辅导专业人员也应运而生,他们侧重于住院儿童及其家庭的心理、社会护理,在儿童医疗辅导专业人员的陪伴下,游戏有助于维持日常生活的连续性,减少对周围环境及人员的陌生感,为儿童提供缓解负面情绪的方法。消极感觉和失望可能伴随着患儿入院和住院的过程,而它们可以通过游戏"转变"。游戏提

供了缓解压抑、焦虑和恐惧的途径,允许患儿以更有创造力和愉快的方式表达自己的感受和情绪。通过游戏实现与患儿的沟通交流,有助于医疗人员及家庭成员更全面地了解患儿的各种需求,并在游戏过程中向患儿传递正能量。这些游戏的干预,不仅仅减少患儿当时的压力,还可能对他们未来的医疗经历产生积极影响。

二、家庭 - 社会需求及应对

通常,儿童在就医过程中会受到足够的关爱和照护,而家长的需求往往会被忽略。家长在陪伴患儿就医的过程中,面对陌生的环境和各种医疗措施,会产生不安和害怕的情绪,同时还需要协助具有不良情绪的患儿完成各项治疗,这是一项极具挑战的工作。另外,家长需要花费大量的时间和精力陪伴患儿,身体的疲惫、医疗费用的负担、照护过程中家庭关系和社会工作关系的失衡等问题都会增加家长的焦虑。

在儿童就医过程中,其他家庭成员如祖父母也同样发挥着重要的家庭支持作用。患儿父母往往是家里的主要经济来源,需要应对日常繁忙的工作,常常无法陪伴在患儿身边。儿童就医导致家庭角色和职责的重组,这种家庭角色架构的转变主要依赖于祖父母的帮助和支持,他们在患儿生病期间可以做出独特的贡献,承担起照护患儿的责任。然而,祖父母由于年龄、身体等因素,学习新知识和新技能的能力较弱,照护过程中存在一定的困难,压力较大,当他们了解到病情时,可能会产生一系列的情绪,包括愤怒、悲伤和焦虑。此外,家庭将全部的精力和时间都花在患儿身上,常常忽视了其兄弟姐妹的需求和情绪。无论年龄大小,患儿的兄弟姐妹都能感受到家庭生活发生了变化,部分患儿的兄弟姐妹还可能被送到亲戚和朋友家寄宿。患儿的兄弟姐妹易产生悲伤、恐惧甚至怨恨的情绪,出现失眠、身体不适或者学习问题等。

家是社会最小的单位,是社会生态系统中的关键组成之一。父母及其他照护者的身心健康有利于患儿得到更好的照护。因此,需要看到并重视照护者存在的各种不良情绪,寻求更好的缓解儿童及家庭成员应对各种压力的策略成为现今医疗工作中又一个亟待解决的课题。

医疗辅导专业人员作为致力于缓解儿童就医期间负面情绪的专业人员,不仅可以帮助解决患儿的焦虑、害怕、恐惧等问题,也可在游戏的过程中邀请家庭成员加入,鼓励他们说出自己的感受,释放出内心的压力。家庭成员陪在患儿身边,与工作人员建立良好的沟通,使信息能以彼此理解的方式被提供、传递,焦虑就会减轻。儿童医疗辅导专业人员还可以帮助家庭成员了解患儿对治疗程序的反应,并可以分享在医疗程序中安慰患儿的策略来帮助患儿的家庭成员保持、延续他们的照顾作用。

与此同时,家庭成员也需要专业的工作人员提供可以应用于儿童就医、住院期间甚至出院后帮助儿童应对压力的策略,以便能够执行并承担照顾患儿的责任。儿童医疗辅导专业人员可以协助家庭成员制订家庭照护计划并提供相关的知识,从而改善整个就医体验。与儿童及家庭成员建立治疗关系,有利于鼓励家庭参与到患儿的照护中,并在整个护理过程中保持连贯性。加强心理支持并与患儿父母建立伙伴关系对于优化整个家庭的短期乃至长期结果都至关重要。

多项研究表明,儿童医疗辅导服务对患儿及其家庭成员的就医体验和满意度、员工的工作体验及价值感都有着积极的影响,其产生的正面作用有助于提高医院的满意度、降低成本和提高医疗质量。儿童医疗辅导服务正在逐渐成为"以患儿和家庭为中心的医疗照护"的最佳实践模式的组成部分。

(高建娣)

第二章

儿童医疗游戏辅导实践

第一节
专业队伍建设

专业化护理队伍建设在医院专科化发展过程中具有举足轻重的作用,是团队化整体医疗模式的关键所在,同时也引导了护理人员在专业护理领域实现自身价值。国外已有儿童医疗辅导专家(CCLS)的岗位设置及相关工作内容,但目前在我国,大部分儿童医疗辅导的工作人员由护士兼职,为了更好地发展儿童医疗辅导服务,需要用科学的方法对儿童医疗辅导专业护士进行岗位设置及认证,对岗位内容进行分析并构建该岗位的评价体系,明确准入条件、工作范围、岗位职责、角色职能及岗位待遇等,为儿童医疗辅导专业护士创造制度保障,给予更多的时间和空间开展专业的儿童医疗辅导服务,使其专业有发展、待遇有保障,有力促进医院儿童医疗辅导人才梯队建设和专业化队伍的发展。现将笔者医院儿童医疗辅导专业队伍建设实践经验分享如下。

1. 队伍建设 选派有儿童医疗服务理论和实践背景,具有较强教育能力、沟通能力、科研能力和团队协作能力的工作人员专项学习儿童医疗辅导专业知识和技能,通过国际CCLS资格认证考试。由具备CCLS资格的工作人员组建儿童医疗辅导专业小组,各临床科室推荐一名工作人员进入小组,要求具有本科及以上学历,3年以上临床工作经验,乐于奉献、善于沟通、富有精进和协作精神。

2. 专业培训 理论培训课程内容包括:①儿童医疗辅导概论及伦理要求;②沟通技巧;③儿童医疗辅导服务项目;④情绪识别及处理技巧;⑤儿童医疗辅导游戏的设计及开发;⑥医疗应激、心理及社会需求;⑦心理学理论;⑧儿童生长发育规律;⑨人文护理实践指南;⑩疼痛非药物管理、舒适照护等。在理论培训过程中，通过小组讨论及情景模拟使学员加深对知识的理解。实践培训选取具有代表性的项目，如骨科手术、静脉置管、腰椎穿刺、胃镜检查、动脉采血、胰岛素注射、支气管镜检查、心导管检查、肾脏穿刺等。培训者先向小组成员讲解心理准备的要点、注意事项及大致流程，以项目开展的成员为服务对象进行模拟示范，然后该成员再向培训者模拟，最后成员间两两组队，相互间模拟游戏性宣教的过程，通过相互间的反馈和学习以及培训者的观摩指导使每一位小组成员都正确掌握游戏性宣教的实践方法。

3. 岗位管理 CCLS 受护理部直接领导，主要负责儿童医疗辅导工作的管理及人员培训。CCLS 负责制订并跟进全年工作计划的落实情况。定期对儿童医疗辅导专业组人员进行理论和实践培训、技术督导，评估其工作质量、科室服务的开展情况，并及时做好反馈和沟通。小组成员制订科室儿童医疗辅导工作计划，开展儿童医疗辅导个案或团体服务并填写《儿童医疗辅导个案服务记录单》和《儿童医疗辅导团体活动记录单》(表 2-1-1、表 2-1-2)，定期向 CCLS 汇报儿童医疗辅导开展情况，年终进行全院年度工作总结和汇报。

表 2-1-1　儿童医疗辅导个案服务记录单

床号 / 住院号		姓名		性别		年龄	
诊断				服务时间			
服务类型	□程序前心理预备　□程序过程支持　□程序后支持 □情感支持　　　　□家庭支持						
事件							
主诉							
客观描述							
评估							
计划							

评价	
材料照片	
服务照片	
患儿及家长反馈	

表 2-1-2　儿童医疗辅导团体活动记录单

活动名称		活动地点	
活动时间		活动负责人	
相关人员	患儿　　人,家长　　人,协助人员　　人		
活动类型	□医疗性游戏　□娱乐游戏　□节日庆祝　□健康科普 □情绪减压　□其他		
活动材料 (附照片)			
活动目的			
活动过程 (附照片)			
效果评价			
家长患儿反馈			
满意度调查			

（诸纪华）

第二节
环境和道具配置

1. 医疗环境设计　人性化的儿童医疗环境不仅能让儿童放松身心,缓解或消除就医时的恐惧和抵触心理,还能起到辅助治疗、促进康复的作用。环境要满足儿童的心理需求,就要满足儿童的审美需要。富有自然元素、令人愉悦的色彩和装饰以及开放的空间是游戏环境设计中需要重视的三大要素。自然元素强调充足的光线,在游戏空间内的墙壁及地面上进行自然生物的绘画、粉刷也可帮助营造亲近自然的体验。此外,还可通过增加人造自然景观等方式添加空间内的自然元素,给予儿童更好的空间感受。令人愉悦的颜色和装饰常常是吸引儿童注意力的重要元素,积极的环境刺激有利于缓解患儿因就医产生的负面情绪。暖色调会增加光反射率,增强人们的空间感,明亮、丰富的颜色使空间感觉更温馨。彩色的空间及装饰,可以帮助改变患儿及家长对医院"四面白墙"的既往认知,改善其就医体验。开放、宽敞、干净、整洁的空间是支持儿童在空间内安全、愉快游戏的基本保障,可以为儿童医疗辅导专业护士的工作开展及儿童的自由移动提供良好的医疗环境(图 2-2-1)。

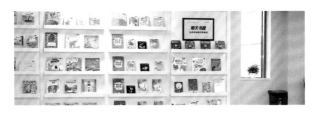

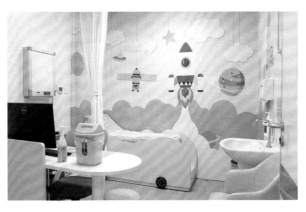

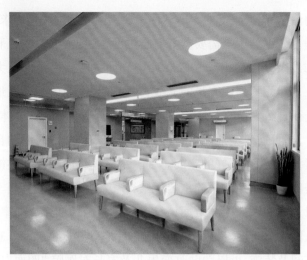

图 2-2-1　儿童友好医疗环境

　　2. 儿童医疗辅导游戏室　游戏室要求宽敞明亮、清洁干净、舒适安全,色调以温暖、明亮的颜色为主,如黄色、红色、粉色、绿色等,墙面可贴或画上卡通图案,必要时地面可铺爬爬垫,桌角安装防撞条,保证患儿的安全(图 2-2-2)。游戏室内可配有符合各个年龄段儿童需求的材料,如各种玩具、书籍、影像资料、棋牌类游戏用具、电子游戏用具、手工用具、绘画用具等。各种纸质类卡牌均塑封,方便消毒后重复利用。同时,为病重患儿提供床边使用玩具的机会,患儿使用后归位于病房规定地点。制定游戏室活动规章制度,按照医院感染防控要求配置防控物资,在游戏结束后对空间和物品进行清洁和消毒处理。在游戏室内,工作人员以患儿为中心,构建安全、宽容、自由、平等、尊重的游戏氛围,对患儿给予无条件尊重、积极关注和反馈,深信患儿有自我发展的能力,开展减轻分离性焦虑、改善行为问题、减轻恐惧等的治疗性游戏。

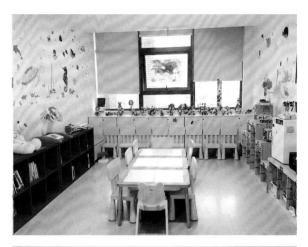

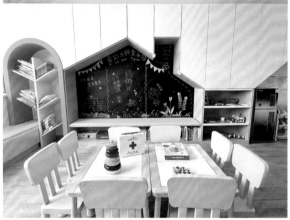

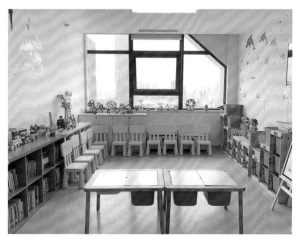

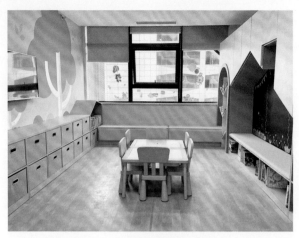

图 2-2-2　儿童医疗辅导游戏室

3. 儿童医疗辅导工具包　每位儿童医疗辅导专业护士均配有工具包,内含不同种类的游戏道具,针对不同年龄、医疗场景,方便儿童医疗辅导专业护士日常开展符合患儿医疗特点的专业游戏,工具包物品的清点、回收、清洁、消毒、更新等工作均由儿童医疗辅导专业护士负责。

(1)医疗游戏包:该游戏包可包括与医疗用品、医疗程序、认识身体等相关的用品、玩具和书籍。笔者团队根据医疗场景和实际需求设计了医疗艺术包、医疗程序包和医疗科普包。①医疗艺术包(图 2-2-3)含有医疗常用物品,如不带针头的针筒、手套、棉签、纱布、棉球、压舌板等,目的是让患儿在游戏中认识它们,如可以用压舌板和针筒做飞机、棉签做画笔、手套做气球等,以减少患儿对物品的恐惧情绪。②医疗程序包需各个科室根据不同的医疗程序准备不同的医疗用品,包含通用的输液游戏包(图 2-2-4)、特殊检查包(图 2-2-5)、手术游戏包(图 2-2-6)等,帮助患儿及其照顾者熟悉医院环境及诊疗过程。输液游戏包内的道具为儿童型护士服、小熊娃娃、针筒、输液器和不含锐器留置针、胶布、一次性手套、棉球、创可贴等输液常用医疗用品和相应的卡通用品,可根据患儿即将经历的医疗过程如静脉置管和静脉输液选择相应的道具,通过将医疗器械作为游戏道具,使患儿熟悉常用的医疗用物,降低恐惧并有表达愿望的机会,帮助患儿及其父母在认知和心理上做好准备,提高配合度。③医疗科普包道具包括儿童身体科普绘本和人体器官拼图,其目的是帮助患儿认识身体部位,了解疾病相关知识,根据患儿的年龄设置游戏难度和疾病知识点。

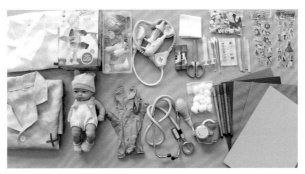

图 2-2-3　医疗艺术包

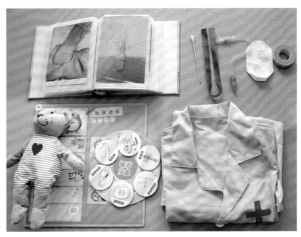

图 2-2-4　输液游戏包

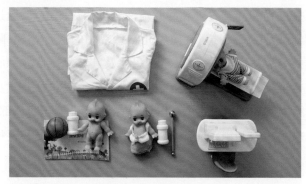

图 2-2-5　特殊检查包

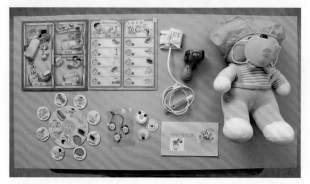

图 2-2-6　手术游戏包

(2)注意力转移包(图 2-2-7):该游戏包是患儿经历医疗程序时用于分散其注意力的玩具。适用地点为病房操作间,门诊采血室、输液室或肌内注射室等,内含适用于 0~6 岁患儿的布偶、捏捏叫、摇铃、拨浪鼓等玩具,或适用于学龄期儿童的平板电脑(内含各类游戏、视频和电视)等,目的是利用手偶、指偶等玩具进行故事表演或发出声响,或者摇晃色彩丰富的玩具,或播放动画片、视频或玩电子游戏等。也可与工作人员互动玩卡牌、叠叠乐,或进行视觉大发现探索来分散患儿注意力,在患儿接受打针或采血等医疗程序期间,帮助患儿从医疗情境中转移出来,体验游戏带来的快乐,从而减轻其疼痛感受。

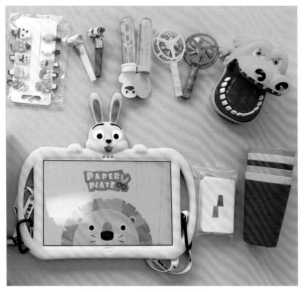

图 2-2-7　注意力转移包

（3）娱乐游戏包：娱乐游戏包可在各医疗场景或游戏室内使用，游戏道具包括符合各种年龄需求的玩具和书籍，如涂色卡及水彩笔（适用于 5 岁以上）、磁性多功能游戏棋（适用于 6 岁以上）等。该游戏包的目的是借助道具，陪伴患儿度过整个住院过程，降低住院带来的限制感和无聊感。

（4）辅助材料包：该材料包中配置了用于鼓励、肯定、表扬患儿的各种彩色贴纸，用于美术绘画或手工折纸的彩纸、彩笔、固体胶和儿童剪刀；该材料包主要用于辅助游戏活动的开展。

（周红琴）

第三节　工作模式

随着生活水平的提高，医疗工作模式的转变，患儿及家庭对医院人文关怀需求在不断提高,将人文关怀融入医疗护理过程中的服务模式越来越受到大家的重视。建立儿童医疗辅导专业队伍并实践儿童医疗辅导服务是提高患儿和家庭满意度、改善家庭就医体验、缓解医患矛盾的策略之一。临床一线的护理人员是各项医疗照护活动的直接提供者,是与患儿及其照顾者接触时间最多的人,也最容易感受到患儿及其家庭成员的情绪及心理状态。由临床各个专科病区、门急诊护理人员组成的儿童医疗辅导专业团队成员,可以从不同的角度、在不同的医疗场景开展儿童医疗辅导服务。儿童医疗辅导专业护士根据各自所在科室的特点,使用配套的游戏包开展儿童医疗辅导服务。

1. 工作框架 遵循评估、计划、实施和评价的工作程序。评估患儿对医疗程序或疾病诊断产生的情绪反应和应对方式,计划并实施相应的儿童医疗辅导干预措施,评价措施产生的效果,记录干预心得和服务过程。儿童医疗辅导专业护士工作框架的核心为以患儿为中心提供儿童医疗辅导服务,以家庭为中心鼓励家长参与患儿的照护,构建和谐医患关系,推动儿童医疗辅导服务的深入开展,促进儿童及其家庭成员的身心健康。

2. 工作形式 儿童医疗辅导服务形式包括两类:①以个案为干预单位,自实施首次干预开始持续追踪,改善患儿的就医经历或度过某段特殊的治疗时期,如重症监护室与父母分离的危重患儿,首先使用"娱乐游戏包"中的工具陪伴患儿,给予患儿声音和视觉的刺激,缓解其对环境的陌生感、分离焦虑和恐惧。②以某个临床场景为干预单位,单次给予儿童医疗辅导干预。如利用医疗游戏包中的输液游戏包、特殊检查包让患儿参与角色扮演游戏,使患儿熟悉常用的静脉置管、输液及特殊检查的医疗用物,降低恐惧并提供表达愿望的机会,帮助患儿及其父母在认知和心理上做好输液和 CT、MRI 检查的准备,提高患儿配合度。也可在患儿手术前由儿童医疗辅导专业护士使用"医疗科普包"中的身体科普绘本、人体器官拼图和手术游戏包帮助学龄前患儿认识身体部位,了解疾病相关知识,做好术前心理准备。CCLS 除了个案追踪服务外,主要以临床场景服务模式为全院患儿提供服务,接受病房儿童医疗辅导专业护士的转介。

3. 工作内容 从患儿入院至出院,评估整个住院过程中患儿或父母存在的心理、社会需求,协调医护团队,落实儿童医疗辅导人文关怀服务措施,具体工作职责为参与医护查房,通过对患儿和家长的观察及合适的焦虑量表评估来综合分析其心理、社会需求,并确定儿童医疗辅导服务的先后顺序。患儿焦虑程度越高,越需优先干预。干预模式可根据干预对象采取一对一干预或一对多的团体干预。项目开展初期,儿童医疗辅导专业护士需与医护团队商量决定科室实践儿童医疗辅导服务的起始项目,以压力性、疼痛性操作或手术为首选,同时反映科室的专科特点,根据医院提供的模板和培训中学习到的理论知识初步制订科室项目开展的实践方案,最终版本经医院 CCLS 的审核和相互沟通后确定。儿童医疗辅导专业护士根据起始项目开展情况决定其他项目开展的时间和对象。同时,还要与医护团队一起商讨制订年度工作计划,每次活动开展前需确定主题、参加人员、场地、时间、道具,策划活动方案,制作活动海报。每次活动结束后均需进行活动记录、总结和复盘。

(1)心理准备:为住院、手术、各种检查和操作患儿进行心理准备是儿童医疗辅导的一项重要工作内容。50%~75% 的儿童在手术、住院前表现出明显的恐惧和焦虑,这种情绪体验与年龄、性格、医疗经历以及父母的焦虑水平有关,并对术后的康复和预后有影响。儿童医疗辅导的心理准备内容主要包括提供医疗程序步骤、五官感受、应对技巧、放松及注意力分散技术等适合年龄的信息,鼓励提问和情绪表达,建立信任关系。心理准备策略所需要的技能、资料(游戏道具、视频、照片等媒介)必须与患儿的智力发育水平、性格、家庭的经历特点相匹配。应用图像、术前参观模拟手术室、应用仿真器械进行相关术前教育和鼓励患儿,当时间比较紧张时,儿童医疗辅导专业护士会选择帮助患儿学习各种适应技巧,以及教会家长如何在治疗和手术中给予患儿各种支持。

(2)疼痛管理:疼痛是一种不愉快的、有压力的感受和经历,对于儿童来说,疼痛不仅会影响他们的身体健康,还会对他们的心理和情绪造成长期的影响。为了有效管理儿童的疼痛,儿童医疗辅导专业护士扮演着重要的角色。他们会在医疗过程中陪伴患儿,利用各种方法来转移患儿的不安情绪。其中一种常用的方法是分心活动,例如让患儿玩玩具、听故事或看电影,以减轻他们对疼痛的感受。这种方法可以帮助患儿放松并忘记疼痛的存在,从而减轻他们的痛苦。除了分心活动外,儿童医疗辅导专业护士还会为患儿提供情绪支持。他们会通过鼓励、安慰和肯定来帮助患儿建立自信心和勇气。同时,他们还会与患儿进行沟通,了解他们的疼痛感受和需求,以便更好地为他们提供个性化的疼痛管理方案。通过有效的疼痛管理,可以减轻患儿的痛苦,促进他们的身心健康。

(3)游戏干预:游戏为儿童提供了自我表现的机会,可以取代语言式的自由联想,为儿童提供通往潜意识的途径,是儿童应对挫折、失败和痛苦的最自然的释放压力的方式。当患儿能够获得情感上的放松时,便开始认识到自己的力量,在心理上变得更为成熟。游戏除了促进不同年龄阶段儿童的正常心理发育外,还能矫正各年龄段儿童的行为,对焦虑以及难以应对压力性环境的儿童具有明显降低焦虑水平、促进适应能力的积极意义。除使用医疗游戏包为患儿做好医疗程序前的心理准备,使用注意力转移游戏包为患儿提供医疗程序上的支持外,还可利用娱乐游戏包与患儿一起玩游戏来充实和丰富患儿的就医过程。在床边或游戏室内组织各类娱乐性、发展性的游戏主题活动,不仅可以为患儿无聊的医院生活增加乐趣、提高患儿住院期间的生活质量,某种意义上还具有疗愈心灵的作用。

(4)家庭支持:患儿住院,对于家庭来说是一个挑战,家长可能会表现为焦虑、易怒、悲伤和"高度警惕"状态,儿童医疗辅导专业护士通过与家长的充分沟通了解其压力来源,并让家长认识到有压力是正常的,设法使其掌握一些管理自己压力的方法。儿童医疗辅导服务可促进家庭成员对患儿疾病和治疗措施的应对方式,能帮助其了解患儿对治疗的反应,并通过分享安抚患儿的策略,缓解他们的焦虑。家庭支持还包括协助家庭了解以下内容:理解患儿诊断相关知识,为患儿住院、诊疗、手术进行心理准备;掌握并运用非药物疼痛管理办法。

4. 儿童医疗辅导推广　儿童医疗辅导的推广可以提升医疗单位对患儿心理照护的重视程度,提升医院的服务质量,促进患儿健康,提高家长和患儿对医院的满意度,提升医院的人文关怀声誉。为了让更多患儿受益,儿童医疗辅导专业护士除了努力促进本单位服务的开展外,也需要积极向外推广儿童医疗辅导服务理念和服务模式,可通过举办学习班、开设工作坊等方式分享实践经验和成果。

儿童医疗辅导能很好地体现"以患儿和家庭为中心"的服务理念,促成患儿和家长对就医经历的积极感受,提高其对医疗护理服务的满意度,是全球儿科医疗服务行业的发展趋势。目前,成为 CCLS 的前提条件是接受规范化的任职资格培训和认证,作为国内一种新型的专业医疗角色,儿童医疗辅导专业护士需具备儿童医疗辅导和医疗照护相关专业的知识储备、健康教育能力、合作意识、沟通能力以及应变能力,但目前国内尚无权威机构来负责儿童医疗辅导专业人员的培训、管理和资格认证。儿童医疗辅导专业护士服务的质量评价和管理标准仅局限于各自单位,不利于儿童医疗辅导专业角色的推广和发展。怎样对儿童医疗辅导专业人员进行系统的规范化培训和认证,建立行业资质考核制度,充分发挥其角色价值,还需进一步探索和研究。

(徐红贞)

第三章

儿童医疗游戏辅导技术

　　儿童医疗辅导游戏是以特定服务目的为导向,为了达到预期的心理准备、压力管理、自我表达等目标而设计,为满足就医儿童需求,协助其面对潜在压力,通过游戏洞察儿童无法用言语表达的与治疗有关的感受、期望与需求,实施系统化、结构性的游戏活动来引导患儿,以达到缓解患儿焦虑、恐惧和疼痛的临床效果。游戏作为与住院儿童沟通思想及交流感情的特殊语言,有助于缓解住院儿童在陌生环境中的紧张与压力,增加儿童自我控制感,主要功能包括心理准备、压力缓解和情绪表达等。

第一节
心理准备

一、概述

　　心理准备性游戏是在儿童住院或门诊就诊期间,在其经历手术、检查、治疗和护理操作前用各种方式来帮助患儿做好心理上的准备,理解医疗程序、学习应对技巧、适应医疗环境并解决伴随医疗程序而来的不良感受和情绪(如恐惧、焦虑或疼痛等)的有效干预手段。适用于 3 岁及以上的儿童,可能会引发儿童医疗焦虑的任何即将经历的医疗程序。游戏时间安排在医疗程序前,时长及频率尽可能满足患儿需求。

　　心理准备性游戏可以让患儿了解和处理与未来事件相关的压力。对于即将经历医疗程序的患儿来说,与其过度保护患儿,担忧即将到来的压力体验,不如提供压力体验的信息,帮助他们做好心理准备。这也是 1958 年 Janis 提出的压力免疫理论以及应对担忧策略。向患儿提供在压力事件中可能遇到的情境细节,能够让陌生的情况变得熟悉,从而减少患儿对未知的恐惧,同时,它能让患儿有时间来发现并实践应对压力的方法。应对担忧策略的前期准备可能会使个别患儿产生适度焦虑,但这在实际事件中能够避免更严重的情绪困扰。

二、游戏益处

儿童医疗辅导工作人员通过心理准备性游戏为患儿做好心理准备,提供适合儿童发展的信息,并鼓励他们积极提问和表达情感,同时与患儿建立信任关系,其目标是通过提供尽可能详细、具体的感官信息(如视觉、声音、气味和感觉等)和程序信息(即将到来的医疗程序中发生的情况以及发生的原因)来提高可预测性,允许表达情感和识别压力源,并促进演练和寻找应对策略的机会。游戏中的技巧、材料和语言必须适合每个患儿和家庭的发展水平、个性和独特经历。同时,要仔细注意各种线索,如面部表情和其他适合儿童发展水平的非语言交流形式,预见潜在的压力源,消除患儿的误解和恐惧。与单纯的口头解释相比,动手学习的方法可以提高学习效果。运用照片、图表,参观手术或治疗区、真实的和模拟的医疗设备,以及各种模型(娃娃、布偶)等,吸引患儿参与并提高其学习积极性。游戏过程中鼓励家长参与,告知有效的应对方法,包括视觉和听觉上的注意力分散、触觉刺激、计数和唱歌及言语互动等,可以减少家长的焦虑,并能够提供必要的支持。

在患儿门诊就诊、住院、手术及诊断和/或治疗程序过程中提供心理准备性游戏以做好患儿的心理准备是必不可少的,也是儿童医疗辅导的重要组成部分。做好心理准备的探讨最早开始于 1958 年 Janis 对手术患儿的研究,之后陆续出现内镜检查、扁桃体切除术、口腔科手术、五官科手术、择期手术、放射疗法、直肠测压、睡眠监测、心脏手术等的高质量实证研究。心理准备性游戏可减少手术前和/或面罩诱导期间的焦虑和痛苦,也可以减少术后谵妄的发生率,干预后的儿童创伤后压力、恐惧及焦虑水平均降低,合作行为增加,能更好地长期应对和适应未来的医疗挑战。

总之,基于游戏的心理准备可以让患儿更好地学习如何应对即将经历的医疗程序可能带来的压力。这种心理预备性游戏让他们能够提前熟悉即将发生的事情,也使陌生的事件变得熟悉和可预测,从而减少恐惧感;学习和练习应对、处理压力源的技巧;允许这种趣味性游戏反复演练以减少压力源引发的焦虑;通过在事件中扮演积极的角色获取对它的掌控感。

三、游戏种类

1. 医疗游戏 对于患儿来说,就医或住院治疗都是一种挑战。医疗游戏为 3 岁以上患儿提供了在没有威胁、令人愉悦的环境中自由探索、操作和玩耍医疗用品的机会。因此,医疗游戏让患儿有机会玩耍听诊器、创可贴、手术帽、手套和口罩等,这可以帮助患儿更熟悉医院环境和就医体验。这种实践经验以及提供给患儿的信息,将帮助患儿了解他们将在医疗环境中看到和感受到的东西,并让患儿有机会表达他们以前可能有的所有问题或恐惧(图 3-1-1)。

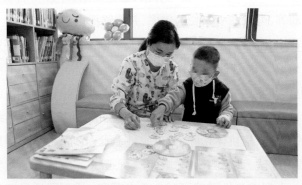

图 3-1-1 医疗游戏

第三章 儿童医疗游戏辅导技术

2. 情景模拟游戏　　情景模拟游戏指在医疗程序开始前通过游戏的方式呈现医疗程序的情景,让患儿提前感知该情景中会感受到的信息和需要配合的内容,如学龄期儿童,在磁共振成像检查前让患儿提前体验检查过程中会看见的机器、听到的声音、木头人似的卧姿等(图 3-1-2),从而提高患儿在医疗程序中的配合程度。

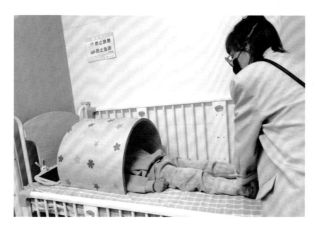

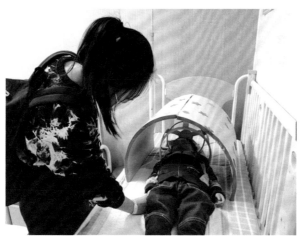

图 3-1-2　磁共振检查患儿的情景模拟游戏

3. 角色扮演游戏 角色扮演游戏要求儿童医疗辅导工作人员和患儿扮演不同的角色并轮流表演出与患儿医疗程序相关的场景。儿童医疗辅导工作人员设定角色扮演游戏场景及角色分工，用医疗玩具或真实的医疗设备模拟医疗过程，让患儿选择该场景内自己喜欢的角色，工作人员或者家长扮演场景内的其他角色，然后通过角色互换，让患儿体验扮演不同角色的感受，如医生体检等(图 3-1-3)。患儿扮演医护人员，展示应对技巧，这是角色扮演游戏的衍生，称为角色反转游戏，是指一个人扮演与自己真实角色相反的角色。最终目标是通过让患儿熟悉这种情境并提供练习应对技巧的机会来减轻压力。

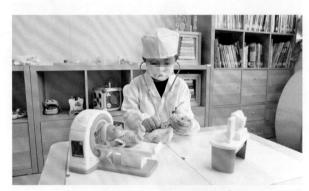

图 3-1-3　角色扮演游戏

4. 绘本阅读 绘本阅读是游戏治疗的一种方法，通过与儿童一起阅读医疗绘本故事，让患儿能看到、学到在医疗程序中所要面对的场景，从而调适自身的心理状态(图 3-1-4)，让受情绪困扰的儿童得到启发，从而疏解情绪，学习解决问题的新方法。绘本的多样化图文表达方式与童趣性、故事性、审美性、教育性等特点符合了不同年龄段的儿童成长发展。借助绘本素材，拓展出医疗性的游戏活动，协助促进患儿的认知发展、情绪表达、医患沟通及医疗适应等方面的提高。

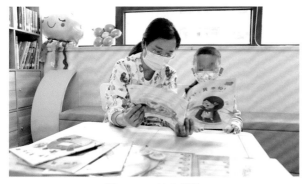

图 3-1-4　绘本阅读

5. 布偶游戏　儿童医疗辅导工作人员会提供一个经历了与患儿将要面临的压力相同的布偶,即曾对某项操作、检查或手术表现过恐惧。该游戏的目标是减少未知的部分压力源并展示有效的应对技巧。在解释布偶刚刚经历了与患儿相同的压力之后,儿童医疗辅导工作人员进行布偶表演并告诉患儿经历压力事件时可以采取的应对策略(如积极联想、深呼吸),鼓励患儿向布偶询问想要知道的任何问题,还可以让患儿用布偶讲述一个医疗程序相关的虚构的故事(图 3-1-5)。当布偶游戏结束时,儿童医疗辅导工作人员会先采访布偶角色,然后采访患儿,以获取有关角色的更多信息及其行为的目的。在虚构的故事中,当患儿将自己的理解投射到布偶上时,

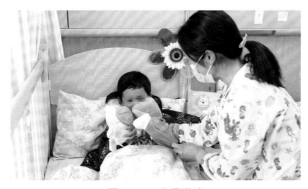

图 3-1-5　布偶游戏

可能会出现某些主题,如对医疗程序的错误认知等,这有助于儿童医疗辅导工作人员更全面地了解患儿的心理预备程度。

(俞 君)

第二节
压力管理

一、概述

心理学家 Han Selye 把压力定义为躯体为了适应施加于它身上的任何需求而产生的非特定性反应,可分为负性压力和正性压力。负性压力可以使个体产生不愉快、消极、痛苦的体验,具有阻碍性;正性压力可以使个体产生一种愉快、满意的体验,具有挑战性,可以促使个体的成长和发展。他还认为,心理压力是人对环境刺激的一种反应,为了适应压力源的刺激,躯体会产生一系列反应,而引起压力的刺激都伴有一系列非特异性的生理学变化,过高或过低的压力对个体都是不利的。对就医儿童来说,导致压力的应激源多种多样,主要有疾病本身带来的痛苦和创伤、治疗限制了日常活动及治疗过程中的各种情绪反应、陌生环境及亲子分离等。适应或管理压力高度依赖于儿童的发展能力和应对技能,总体来说,7 岁以下儿童的压力管理策略需考虑到他们的认知发展水平。

由于儿童早期快速发育的大脑存在脆弱性,儿童时期压力的广泛影响正变得越来越明显。因此,压力管理是有必要的。游戏是儿童的语言,人们可以用游戏为儿童找到有效的应对策略和压力管理技巧,这是非常有意义的。压力管理游戏是一种可以帮助患儿应对或减少身体和情绪压力的技术或干预措施,能使患儿身心恢复到更平衡的状态。

二、游戏益处

游戏是一种压力管理手段。压力研究所的 Kathleen Hall 博士认为，"当我们游戏时，我们的血压会下降，心率会上升，身体会产生内啡肽"。因此，游戏和压力似乎是相互排斥的，当游戏开始时身体自然会发生压力减轻和生理水平上可测量的变化。游戏是一种对儿童认知、身体和情感活动有益的机制，有利于儿童压力的管理。游戏对儿童来说是一个宝贵的机会，它可以让儿童以最自然的方式减轻压力和提高压力管理水平。

三、游戏种类

1. 注意力转移游戏 注意力转移游戏是指为了转移患儿的不安情绪而进行的活动。例如，用一些东西让患儿的手、眼睛、耳朵和大脑保持忙碌，或者引导其使用平静的呼吸来减缓心率和减少焦虑，如对婴儿可使用发光魔杖、轻声说话或唱儿歌、轻轻按摩、吸吮奶嘴等方式来分散其注意力；对幼儿可采用讲故事、玩玩具、吹泡泡、给他们一份工作或任务等方式；对学龄前患儿可采用吹泡泡、看视频、阅读书籍、讲故事、数数字、唱歌或玩游戏等方式；对 6 岁及以上的患儿，可使用深呼吸、看视频、听音乐、阅读书籍、挤压力球、谈论一个爱好或事件、玩游戏等方式来转移注意力，降低患儿对正在进行的医疗程序的关注，从而减轻医疗程序给患儿带来的压力，甚至减轻疼痛感受（图 3-2-1）。

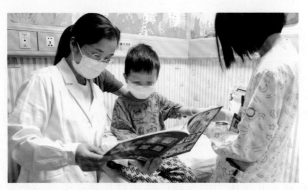

图 3-2-1　注意力转移游戏

2. 放松游戏　压力的减轻可以通过单纯为儿童提供触觉和感官游戏的机会,如玩沙、捏橡皮泥等,帮助儿童尽早发现压力源,并创造一个自由的空间,让他们可以在这个空间里组织自己的游戏,在这个空间里儿童可以掌控他们的世界,并通过自己创造的隐喻来重新获得控制感。放松游戏是儿童驱动的、自愿的、非语言导向的游戏。由于压力会在个体中产生唤醒状态,因此找到缓解和降低这种唤醒水平的方法是必不可少的。研究发现,反复有规律的动作能启动大脑中负责自我控制、适度的、比较基础的部分。此外,研究表明,感官、触觉游戏通过非语言和语言活动的方式激活大脑右半球,进而激活整个大脑以改善其控制和运转。除了简单的触觉游戏物品带来的舒缓特性之外,儿童还利用适合发展的、以掌握为导向的游戏来自我舒缓,如音乐、呼吸练习和肌肉放松等。珠子、颜料和黏土提供了大量的非指导性和指导性技术,与沙盘一样,这些材料在本质上是舒缓的,使富有表现力的艺术技巧更加有效(图 3-2-2)。

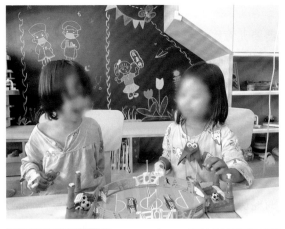

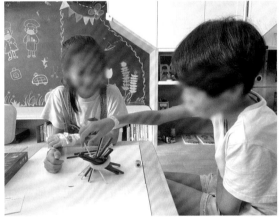

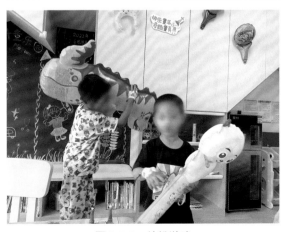

图 3-2-2　放松游戏

3. 幻想游戏　幻想游戏也是一种由儿童驱动的活动,但通常不需要儿童医疗辅导工作人员部署特定策略。玩偶、娃娃屋、小雕像、方块和动物之类的玩具都可以提升幻想游戏的运用效果。父母或医护人员将结构化或适应性玩偶游戏当作讲故事的一种形式。这种类型的游戏有很多名称,通常被称为创造性游戏、富有想象力的游戏、模拟游戏、虚构游戏或戏剧游戏。这类游戏的核心围绕着一个事实,即幻想游戏不受现实限制,儿童在游戏中通过符号或隐喻来表现他们的世界和他们的经历。首先,这类游戏提供了逐渐暴露和脱敏的机会。如经历过创伤性医疗事故的患儿按照自己的节奏逐渐接近医疗游戏工具包。在理想的治疗环境中,患儿可以自己决定游戏的频次和类型,而不是由儿童医疗辅导工作人员来控制。在这种背景下,儿童可以以游戏物品为媒介,让可能在现实中无法处理的事件变得可以掌控。研究表明,儿童在玩幻想游戏的过程中,可以学会灵活地解决问题,并且能够增强他们对当前和未来压力的适应能力。当儿童能够掌控自己的世界时,游戏可以帮助他们发展新的技能,并培养他们面对未来挑战所需要的坚韧精神。这样,他们就能更好地应对生活中的种种困难和挑战(图 3-2-3)。

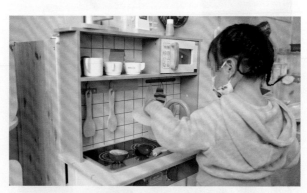

图 3-2-3　厨房幻想游戏

4. 引导式放松意想　引导式放松意想可以帮助处于焦虑、害怕或悲伤等负面情绪的儿童恢复平静的心态，同时得到安全感。它创造了一个假想的、可以随时前往的"安全之地"。想象平和场景的能力会提升自我控制和幸福的感觉，并改善功能。

儿童医疗辅导工作人员通过播放录影带或阅读引导式放松意象的脚本，指引患儿进入放松场景，或者帮助患儿创造属于他自己的放松意想。后一种方法的重要步骤是给予解释，要告知患儿在感觉紧张或心烦时该如何使用想象力给予自己帮助。然后，用柔和的声音让患儿保持舒适的姿势。深呼吸几次，闭上双眼（或往下看），让患儿在脑海中构建一个场所（真实或虚构均可），在那里他能够感觉到非常平静、放松和安全。一旦患儿表明他已经具象了一个地方，请他向你描述这个"安全之地"。引导患儿描述尽可能多的感官细节，如看到的天空的颜色，听到的海浪拍打的声音，感觉到温暖的太阳照在皮肤上等。这些描述强化了形象，使它在患儿脑海中更为真实。当患儿构想出"安全之地"后，请他画出这个特别的地方或者自由绘画，用颜色来表达心理意象所引发的情感。建议患儿在以后遇到紧张或不安时，可以闭上眼睛，构想出这个安全、舒适的地方用来应对压力。

（朱海虹）

第三节
自我表达

一、概述

自我表达是指通过语言、行为、艺术、写作等方式将自己的思想、感情、观点或个性展示出来,让他人更好地了解自己的内心世界。包括直接的沟通、艺术创作、书写文章等方式,用以传达个体的独特性、情感或体验。自我表达是人类交流和社交中的重要组成部分,有助于建立连接、增进理解,同时也是个体发展和认知成长的重要过程。青少年和成年人都可以用语言和非语言的方式来表达自己,而游戏是儿童交流的一个重要组成部分。游戏允许儿童自由探索情感、体验和关系,让其有机会表达他们的感受和想法,并理解他们的经历,故游戏对儿童的发展至关重要。游戏是儿童的语言,玩具是他们的单词,游戏是最适合儿童发育的表达方式。游戏能够让儿童感到安全,在没有犹豫和恐惧的情况下充分表达自己。幼儿不具备词汇或抽象思维能力来口头表达自己的内心世界,然而,他们可以轻而易举地通过自然表达媒介——游戏来表达他们的思想、感受和愿望。

Piaget 指出,"游戏为儿童提供了生动的、动态的、个体的语言,对于表达他们的主观感受必不可少"。他进一步引用了认知发展研究的证据,这些证据表明,对于低年龄段的儿童,具体的游戏物品和活动比抽象的口头语言更适合作为一种自我表达的手段。儿童通过游戏探索不熟悉的事物并对其熟悉,从而促进对自我、他人和自身经历的理解。Landreth 指出,"游戏促进理解,理解促进儿童的自我表达"。值得注意的是,在极度紧张或焦虑的情况下,如儿童受到过身体或精神创伤或处于高度焦虑、抑郁的状态,则不会出现自发的、自由的玩耍和自我表达。儿童医疗辅导工作人员需鼓励或引导儿童去表达他们的经历,这是最好的自我治疗方式。

二、游戏益处

游戏可以让儿童以"第三人称说话",即让洋娃娃、布偶和虚构的角色来为他们表现出那些难以直接表达的想法、情感和行为。儿童可以将强烈的感情和情绪投射到游戏中的玩具上，从而创造一种安全、可控的情感表达方式。游戏允许"假设"，允许与现实生活保持距离。例如，当儿童想要发泄情绪时，他们可能会对着布偶表达自己的感情。这样做的好处是，布偶不会感到受伤或被羞辱，因为它们只是物品。然而，在现实生活中，如果直接表达自己的情绪，可能会伤害到其他人，甚至让自己感到羞愧。因此，当有人问起为什么会有这种感觉时，他们可能会回答"不知道"，只是随便编出来的。这样做的好处是，他们可以很容易地摆脱这种情绪，不会让自己受到过多的困扰。由于儿童的语言表达能力有限，不能用语言来很好地表达内在的状态，但可以用一种创造性的艺术来更好地描绘它们，如绘画、舞蹈、戏剧创作。就像一幅画所能表达的信息远超一千字一样，一个沙地场景即使没有语言也可以表达出丰富的情感和冲突。

由于儿童的自我意识、自我效能感和对表达能力的信心有限，他们可能更需要一种安全、被接纳和邀请的关系。当儿童感觉到环境和人际关系安全时，自我表达的障碍才有可能被克服。儿童全神贯注于他们的游戏时，更有可能无意中表现出他们通常不会做的事情。游戏为自我表达提供了安全保障。在安全、愉快的游戏环境中，儿童很可能会放松警惕，展现他们内心的自我。儿童医疗辅导工作人员提供一个安全的、专门适合患儿表达的环境是至关重要的，有利于儿童充分表达自己。在治疗环境中，儿童医疗辅导工作人员与患儿建立一种接纳和真诚的关系，可促进患儿自我表达，从而达到治疗的目的。

三、游戏种类

1. 卡牌游戏　卡牌游戏的基本益处是能够促进儿童的自我表达。游戏的虚拟属性以及源自玩耍的乐趣和享受，往

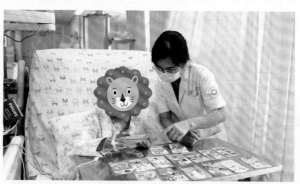

往能制造出温和的氛围,并且对儿童和青少年产生"松动舌头"的效应。此外,不带个人色彩地回答游戏卡上的问题,给了所有年龄段的参与者足够的心理距离,使他们能够表露深层次的想法和感受。通过卡牌可以引发的沟通类型包括幻想和无意识的表达,以及有意识的感觉、思想和愿望的表露。首个治疗沟通游戏——"交谈,感受,玩游戏"由儿童精神病学家 Richard Gardner 创立。游戏卡要求参与者回答一些关于想法、感觉或行动的问题。例如,"交谈"卡片可能会写道:"如果有可怕的事情正在发生,你认为发生了什么?"如果参与者按卡片上所说的做,他们将得到一个筹码,游戏的目标是积累尽可能多的奖励筹码。儿童医疗辅导工作人员对卡片问题的反馈可以帮助纠正儿童的不适反应。在 6~12 岁的学龄儿童中,"交谈、感受、玩游戏"的卡牌游戏被证实是恰当并有效的,它在早期治疗中可以活跃气氛,并且能够与有抵触、压抑情绪的儿童互动,帮助他们敞开内心,并展示想法和感受(图 3-3-1)。

图 3-3-1 卡牌沟通游戏

2. 自由绘画 对于词汇量有限或语言表达困难的患儿来说,自由绘画是一种很好的媒介。自由绘画的行为有助于情绪表达和言语交流,从而发展儿童的自我概念。自发的绘

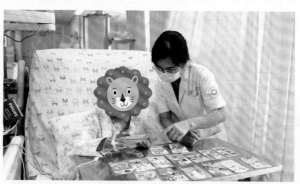

画通常可以表达潜意识的困惑,因为与言语表达相比,图像投射更容易避开大脑的"审查"。自由绘画中主题的选择完全取决于患儿,可以用纸和绘图工具绘制任何他们想画的东西。在绘图过程中,儿童医疗辅导工作人员不要发表评论、提出问题及以其他方式打断患儿。绘画完成后,儿童医疗辅导工作人员会提出开放式问题,鼓励患儿解释图画(如"跟我聊聊你画的画吧")(图3-3-2);儿童医疗辅导工作人员也可能会要求儿童创造一个关于画作的故事。自发绘画是一种投射技术,儿童医疗辅导工作人员可以从中获取有关儿童内心思想、情感、冲突和希望的重要信息。

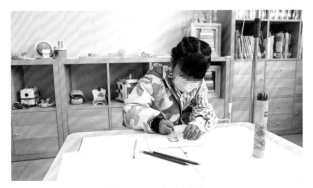

图 3-3-2   自由绘画

3. 黏土游戏   黏土游戏是指处理、操作和雕刻黏土的过程,包括这些活动的产物。儿童通过处理黏土获得触觉、动觉和视觉上的愉悦感,这有助于提升整体的幸福感。儿童可以表达深层次的问题,因为感官体验似乎会"松动"他们的"舌头"。当儿童手里握着令人放松的东西时,谈论困难的事情会变得更容易(图3-3-3)。文献中有许多关于如何通过创作黏土人物使患儿表达不易触碰的强烈情感的报道。除了有意识的自我表达之外,黏土的原始性质可以帮助患儿将压抑的想法、感受、冲动和记忆带入到有意识的觉察中,他

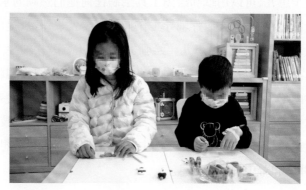

图 3-3-3　黏土游戏

4. 重演游戏　重演游戏也被称为(情感)发泄游戏,是儿童应对特定创伤和压力体验最强有力的方式之一,其基础是1922年,弗洛伊德的强迫重现理论。这一理论认为,给予儿童相关的游戏素材及安全的环境,儿童将反复重现压力/创伤性事件,直到他能够在心理上吸收、消化令人苦恼的想法和感觉。重演游戏也可以让情绪发泄,即充分表达对创伤经验的情感反应。当儿童经历压力或创伤性事件时,可能会导致混乱、无助、脆弱和恐惧的情感。家长可能不知道如何帮助其应对这些情绪,并且可能相信最好的处理办法就是不去谈论创伤性事件。与其隐藏并忘却这些可能持续侵入意识的创伤性记忆,不如尝试更健康的方式——帮助儿童在游戏中重演压力事件,确保儿童能接触到的游戏物件只与事件相关(如玩具汽车、交通标志、救护车、警车、医疗用品等)(图 3-3-4)。让他在重演游戏中可以慢慢地心理消化,表达消极情绪,并演出令人满意的结局,从而获得对该事件的掌控感。

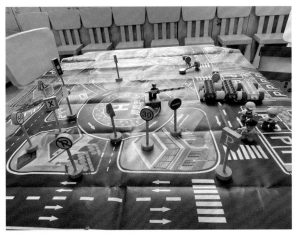

图 3-3-4　重演游戏

　　5. 讲故事　通过讲故事，儿童发展出"个性化的声音"，表达他们独特的思考方式和对自己的感受。和其他形式的幻想一样，儿童的故事反映了他们有意识和无意识的经历、情感和渴望。3 岁的儿童可能会尝试使用短语和短句来讲述一个故事框架，但他们只能通过成年人的大量提问和提示来完成。到 4 岁时，儿童自然而然地学会了一些常规的讲故事技巧，如使用"从前"和"最后"，并且能够更加流畅地讲述故事。这个年龄是儿童故事想象力的高峰，很少受到现实的束缚，但是他们的故事情节依然涉及吃饭、睡觉和善良的形象。而当他们讲述有关怪物、死亡、杀戮和崩溃的故事时，是他们处理恐惧和攻击性情绪的方式。到约 8 岁时，儿童的思维已经发展到足以让他们将一般原则应用于具体情境——也就是说，儿童会通过故事学到教训，并以"开头 - 中间 - 结尾"的结构讲述故事。开头介绍人物和背景，中间描述问题，最后陈述解决方案。

　　幼儿在讲故事时通常需要他人的帮助，以下这段内容能帮助我们更好地理解如何通过给予开头、提示和询问的方式来启发幼儿讲述故事。

　　开头：确保儿童讲述原创虚构故事的一种方法是建议故

事以"从前",或"很久很久以前,在一个很远很远的地方"这句话开头。这样的开场白能够立刻引起故事讲述者和听众的期待。

提示:当儿童讲故事时,他可能需要被鼓励继续讲。最常见的开放式提示是"然后发生了什么",儿童医疗辅导工作人员提示的语气应该传递出兴趣和真正的好奇心,使儿童对讲故事保持热忱。大多数儿童会自然地结束他们的故事,有些会包含一些结束语,如"故事讲完了"或"这就是故事的全部了"。

询问:故事结束后,儿童医疗辅导工作人员参与讨论、提出问题有助于帮助儿童弄清故事中的模糊元素,并在故事和儿童生活中的问题之间找到相似点。

(周莲娟)

第四节 游戏设计

越来越多的研究表明儿童医疗辅导工作人员的专业指导和服务对儿童医疗照护具有积极的影响,了解如何设计游戏以更好地支持儿童医疗辅导工作是持续优化儿童医疗辅导服务的重要环节。

一、游戏方案

游戏方案设计前建立游戏项目小组,小组由具备儿童医疗辅导、医学、护理学、心理学和教育学等不同背景知识的人员组成。其成员共同分析患儿的特定压力情境、压力问题、情绪问题以及应对方式,提出具体的游戏方案,包括背景、主题、目标(简明扼要,回应需求)、时间(明确清晰)、地点(具体)、服务对象、活动内容与程序、活动预算(物资采购、前置性)、风险与应对(场地安全、道具安全等)、评估［(过程评估、结果评估(目标达成、产出)]十大要素。在设计主题活动时,内容不宜过多,环节不宜太复杂,应符合患儿年龄特点。活动类型可包括成长发展类,如游戏社交、节日联欢、知识科普、亲子互动、手工制作、绘画艺术、绘本阅读、益智游戏等;医疗适应类,如角色扮演、健康教育、医疗用品创作、医疗操作心理准备、入院适应、出院仪式等。

二、游戏主题

游戏主题需通过简约的语句体现游戏活动的主要目的和内容。团体性游戏活动的主题可从有意义的节日或事件出发,可设立与之相关的游戏,如在儿童节期间设立"快乐过六一"的主题活动、在新年时期进行"欢乐过新年"的主题活动等,都是可选择的活动主题。同时,也可结合实际情况,从患儿及其家长的需求出发,如面对就诊流程不知所措的患儿及家长,可结合医院的就医流程设计一个模拟患儿就医的主题游戏,引导患儿及其家长了解就诊步骤,减少对未知经历的担忧及恐惧,改善就医体验。

三、游戏前准备

游戏前的准备工作包括确定游戏形式、选择游戏场地、准备游戏物品。合适的游戏形式能提升患儿及家长的游戏体验,如角色扮演游戏模拟真实发生的场景,邀请患儿及家长扮演其中的角色,深入感受游戏过程中接触的事物,适合应用于医疗准备性游戏,帮助患儿及家长提前体验未知的医疗程序并表达自己的感受,缓解其在进入医疗程序前的焦虑。游戏场地可根据实际情况进行调整,可选择在游戏室或床边进行,根据患儿人数选择一对一服务或一对多的主题活动。游戏物品的准备需要遵循安全的基本原则,结合游戏需要进行选择。

四、游戏过程

运用较强的沟通能力建立充满信任的治疗关系是开启儿童医疗辅导游戏的密码，也是儿童医疗辅导工作人员进一步了解患儿及其家庭成员的心理、社会需求的重要环节。对于任何形式的游戏，寻找共同的话题是活动开启的有效途径。如可通过"我叫××，你叫什么名字呀？""你喜欢什么小动物呀？""我也喜欢它"等开场语传递并收集信息，通过进一步分享有彼此重叠部分的信息消除与患儿及家长间的隔阂，取得患儿及其家长的初步信任，在取得信任后即可开始游戏。

1. 团体活动 团体活动需明确活动主题，其流程包括热身（破冰游戏）、主题活动、分享反馈三个过程。热身游戏有助于活跃团队气氛，帮助大家尽快相互认识彼此，消除陌生感，为游戏的开展奠定良好的基础。热身后导入主题，明确活动的目的、方式和时长等，并告知活动中的注意事项。儿童医疗辅导工作人员要注意节奏，把控时间与环节的过渡，在互动中进行知识的传播。活动过程中注意创造轻松愉悦的氛围感，鼓励患儿参与互动并积极分享，儿童医疗辅导工作人员要关注不同患儿的感受与体验，并积极回应。

2. 个案辅导 个案辅导前先了解患儿将要接受的诊疗或护理操作、检查或手术，利用焦虑评估量表评估患儿对即将经历的医疗程序所产生的心理不适及相关症状，焦虑水平越高的患儿越需要优先干预。干预措施主要是提供心理准备性游戏。若在提供心理准备性游戏前，患儿已经出现对医疗程序抗拒的行为和负面情绪，儿童医疗辅导工作人员需首先给予患儿理解和安慰，同理患儿的感受和行为。在患儿有参与游戏的意愿后解释游戏目的，介绍游戏具体参与规则，如游戏时长、游戏方式、欢迎家长参与等。

心理准备性游戏开始后，游戏内容主要包括三个方面：

①提供信息:患儿需要了解的压力情境和压力现象的知识,工作人员设定与患儿即将经历的医疗程序相似的游戏场景来展示患儿视角的医疗程序,可先向患儿及家长科普相关游戏知识,传递相关器官、疾病认知及医疗照护的信息,让患儿参与其中,并为之提供患儿视角的视觉、听觉、嗅觉、触觉等感觉性信息,医疗程序相关的信息,医疗用品信息等具体内容,同时鼓励患儿及家长及时表达心中的疑问并给予及时的回答;对儿童使用友好的、易理解的语言也是建立良好沟通的重要基石。②学习技能:患儿需要学习的减轻压力或减轻疼痛的具体技能,强化在医疗程序中患儿需要掌握的内容,如体位、互动的配合和放松技能等。③运用和练习:根据患儿意愿和接受程度邀请患儿进行角色互换,让患儿在模拟场景下主导游戏,运用和练习学会的技能,可以体验压力情境下遇到的情绪问题,感受接近真实情况的压力情境,巩固良好的行为反应方式。

在游戏的过程中,应注意以下几点:①充分尊重患儿的意愿和选择,不可强迫其加入游戏,注意以患儿为主导,使其有掌控感,同时需邀请家长积极参与游戏;②游戏的难度遵循从低到高逐步增加的原则,开始时不要让参与者承受太大压力,若有多种压力源需循序渐进引入,情境的复杂和真实性要根据患儿的理解程度逐级上升;③整个游戏过程需考虑到游戏的安全性、患儿的接受度等;④儿童医疗辅导工作人员需善于发现患儿的任何优点,及时给予正向的反馈、肯定和赞扬;⑤游戏结束后,鼓励患儿及家长表达对游戏的体验和感受。

五、游戏复盘

收集患儿和家长对活动的看法和建议,记录游戏过程中反馈的各项内容,以评估活动的成效。总结游戏设计和实践过程中的不足及经验,以促进儿童医疗辅导游戏的改进和可持续发展。

一、背景

在院期间，患儿因年龄阶段的发展水平对医疗用品的认知程度有限，往往因陌生、疼痛等原因对医疗操作产生恐惧及抗拒，不利于医疗进程的顺利推进。结合儿童发展特点与需求，让医疗用品成为游戏的道具，带领患儿在游戏与创作中认识、接触并习惯医疗用品，以提升其住院期间的趣味性、熟悉性、依从性。

二、主题

棉球创意画

三、目标

1. 引导患儿认识棉球，了解其名称、用途、使用感受等。

2. 促进患儿熟悉医疗用品，在五官感受中减少对医疗用品的陌生与恐惧程度，提高其治疗依从性。

3. 发挥患儿的创造力与想象力，通过成功完成创意画作品，丰富在院生活，提高自我控制感与成就感。

四、时间

××××年××月××日××点××分—××××年××月××日××点××分(体现活动时长，一般建议不超过1小时)。

五、地点

住院部××楼××科室××游戏室。

六、组织活动者

活动带领者1人，根据活动现场患儿参与人数可配备相应支持者(可以是志愿者、家长等)，建议1名支持者协助2~3人。

七、服务对象

在院儿童或在院儿童及家长××名(根据活动场地大小设置参与人数)。

八、活动内容与程序

1. 活动准备

（1）环境准备

1）游戏室屏幕设置好活动幻灯片（活动流程、医疗用品图片）播放内容，便于活动流程与内容的推进。

2）桌椅围拢在一起，参与活动的家长坐在患儿身旁，便于活动中的沟通交流。

3）将所需物资整理、放置一边，待活动环节需要时拿出，以免转移患儿注意力。

（2）道具准备：棉球、画纸、彩笔、胶水等游戏过程需用的用品。

（3）人员准备

1）提前认识患儿并建立关系。

2）介绍活动并邀请患儿参与。

2. 活动过程

（1）活动引入：可通过游戏、歌曲、语言提问互动、介绍等引入。

游戏引入：医院里面有什么？

活动组织者带领所有人围成一个圈，通过石头剪头布或者手心手背决定一个胜出者，然后从胜利者开始顺时针游戏。大家一起说："医院里面有什么？"胜利者开始说："有……（医院里的人或东西）"下一个人继续说："有……"如棉球、纱布、医生等。所有参与者必须快速说出来，不能超时太久，如果说错或说得太慢，则成为被惩罚者，活动带领者可以邀请被惩罚者回答问题（例如，与医疗适应相关的问题，在医院最害怕什么等与主题相关的内容）；然后下一轮游戏就从被惩罚者重新开始。

（2）活动带领（图 3-4-1）

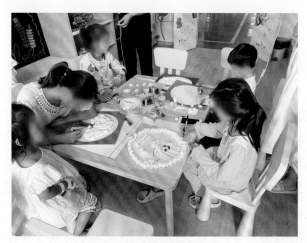
图 3-4-1　棉球创意画活动

1）认识医疗道具：拿出准备好的医疗用品，进行提问互动，通过是什么、有什么用、怎么操作引导患儿对医疗用品的了解（可以设置成知识竞赛、抽卡问答等形式，增强活动趣味性，提高患儿参与的积极性）。

2）熟悉医疗道具：通过视觉、触觉、嗅觉、听觉等感受医疗用品的特征，进一步熟悉医疗用品。可邀请患儿示范自己经历过的相关医疗用品的操作使用，并演示出来，组织者引导配合操作过程中的感觉与注意点，鼓励患儿自主配合，并总结出患儿配合相关操作的方法，在团体学习中引导患儿的学习与模仿。

3）手工创作：组织者可展示手工创作示意图，引导患儿发挥想象，自行创作。提醒协助者支持、配合患儿创作（图3-4-2）。

3. 活动结束

（1）作品介绍：邀请患儿介绍自己的作品。

（2）分享反馈：分享自己对于医疗用品及相关医疗操作的感受。

（3）合影留念：拍摄活动照片，注意患儿隐私保护。

（4）场地复原：收拾、整理活动场地与物料，做好活动工具的回收与消毒。

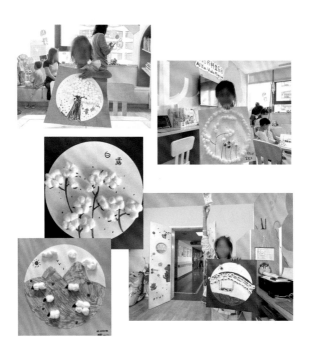

图 3-4-2　棉球创意画成品

九、活动预算

物资采购预算表以具体物料实际需求拟定(表 3-4-1)。

表 3-4-1　物资采购预算表

物品名称	单价 / 元	数量	金额 / 元	准备情况
棉球				
彩纸				
彩笔				
胶水				
······				
总计金额 / 元				

十、风险与应对

1. 场地安全　活动桌椅摆放不妨碍患儿行走,地面无障碍物等。

2. 道具安全　医疗用品的使用安全,如针筒等用品剔除针芯。

3. 人员安全　活动中可能会遇到患儿状态不佳、心情不好或有特殊医疗处置的状态,可以暂时休息,让家长先了解如何与患儿玩耍,以便后期患儿状态好时,可以继续完成。

十一、评估

1. 过程评估　患儿参与表现的记录。

2. 结果评估　通过作品完成情况、患儿的分享反馈、问卷测试了解目标达成情况。

附2:静脉置管的心理准备游戏

一、玩具准备

游戏工具包一个,内有模型娃娃、止血带、棉签、去针芯的留置针(别名小飞机)、敷贴、肝素帽或无针接头、胶布、爱心贴或其他小奖励,照片册。

二、游戏过程

1. 关系建立

(1)"你好啊! 我是 ×× 姐姐,这位是我的好朋友小熊,今天他生病了,我想邀请你和我一起来帮助他,让他早点好起来,你愿意吗? "(开场白先介绍自己,让对方认识自己,建立初步的关系。)

(2)"你叫什么名字呀? "(注意记住对方的名字。)

(3)"你知道你为什么来医院吗? 你以前有没有来过啊? "(了解患儿是否知道自己来医院的原因。)

(4)"谢谢你愿意和我一起来帮助小熊,我们现在也是好朋友啦,来,我们一起击个掌,我们一定可以让小熊快点好起来的,加油! "(感谢患儿的参与,让其意识到自己正在参与一件有意义的事情,进一步拉近关系。)

2. 科普认识

(1)"可是,我们该怎么帮助他呢? "(引导患儿说出自己的想法。)

(2)"对啦,给小熊挂点盐水能帮助他早点好起来,因为盐水里面有很多'能量'。那你知道护士阿姨是怎么做的吗?"(引导患儿思考输液的过程。)

(3)"给小熊挂盐水就需要这个'小飞机'来帮忙,你以前有见过这个'小飞机'吗?它的前面是软软的哦,来,摸摸看,感觉一下,护士阿姨需要将这个'小飞机'的软管放到小熊手上的静脉里去,这个软管到了静脉里就会变得比现在还要软,而且他是感觉不到痛的哦,手也照样可以活动。"(引导患儿认识并感受留置针软管。)。

(4)"对啦,手上的静脉,你知道是什么吗?你看,就是我们皮肤下面这一条条蓝色的管子,我们叫它静脉。来,让我们来找一找你的静脉在哪里呀?"(用自己的静脉指给患儿看,再看看他自己的,认识并感受静脉。)

3. 操作示范

(1)"你愿意做我的小帮手,一起帮助小熊,给小熊戴上这个'小飞机'吗?"(不愿意则不强迫,可引导观察。)

(2)"非常感谢你的帮忙,那我们开始吧!"

(3)"我们先在小熊手上找到一根明显的静脉,你能找到吗?好像不是很明显对不对,怎么能让我们清楚得看到呢?我这边有个神奇的带子,这是止血带,把这个绑在手臂上面,血管就会变得更加明显了。但是,小熊的手臂会有被勒紧的感觉,不用担心,过一会儿松开止血带就没有那种感觉了。你要试一试感受一下么?"(根据患儿的意愿,促使其体验式参与。)

(4)"我在这里找到了一根很清楚的静脉,你看到了吗?然后把压脉带扎在上方,接下来我们需要用这个棉签给小熊打针的地方消消毒。小熊会感觉到凉凉的。你想感觉一下吗?"(如果患儿愿意,可用真实消毒棉签在患儿手上擦拭,引导他说出感受。)

(5)"是的呢,有凉凉的感觉就是把皮肤上的细菌都消灭啦，为'小飞机'的降落做好准备工作。好了，'小飞机'现在要来喽！"（拿出留置针做飞机飞翔的动作，形象化。）

（6）"××姐姐会把这个'小飞机'的软管放到小熊的手背上去，这个时候，小熊的手不能动哦，记住了吗？当我们在送软管的时候，手不能移动，如果移动了，'小飞机'就会摔破哦，我们就帮不了小熊了。所以一定要让小熊的手保持不动喔。"（游戏嵌入，告知不能动的重要性。）

（7）"在保持不动的同时，小熊可以看着××姐姐放'小飞机'，也可以不看着放'小飞机'，而且我们还可以深呼吸的哦。你知道怎么做深呼吸吗？像吹肥皂泡泡一样？来吹给我看看。对啦！你要努力吹出许许多多的泡泡。手却不能动哦！我们要告诉小熊，××姐姐的另外一只手会一直托着他的手的。"（给患儿提供看和不看操作过程的权利，并提供转移注意力的方法。）

（8）"你看，管子顺利送进去了呢，哇，'小飞机'成功降落了。我们最后还需要用这张敷贴把'小飞机'固定在手上，你能帮我把敷贴撕开吗？"（尽量让患儿参与，了解'小飞机'固定的重要性。）

（9）"谢谢你哦，我们已经贴好敷贴了，现在我们还要把'小飞机'的尾巴（肝素帽或无针接头）装上去，不让细菌跑到小熊的身体里去。最后，我们还要用胶布再加固一下'小飞机'的尾巴，它就不会飞走了呢。"（尽量让患儿参与，了解'小飞机'尾巴固定的重要性。）

（10）"好啦，'小飞机'安全降落在小熊的手上了，可以把'能量'输送给小熊了。小熊是不是很勇敢？他的身体过几天就会好起来了，变得健健康康，我们就可以一起玩耍喽！谢谢你的帮助哦！"（精神鼓励与品质塑造。）

4. 互动答疑

（1）"你还记得我们是怎么一起帮助小熊的吗？"（引导

回顾。)

(2)"你有什么想法或有什么问题要问的吗?"(释疑解惑。)

5. 邀请实践

(1)"你愿意当一回护士阿姨吗? 让'小飞机'安全降落在小熊的手上,××姐姐来协助你,好吗?"(评估患儿是否理解操作流程,及时给予提醒和帮助。图3-4-3。)

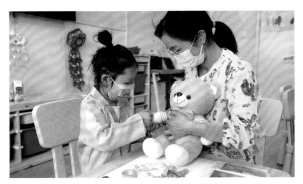

图 3-4-3   患儿给小熊装"小飞机"

(2)"你愿意在 ×× 姐姐手上试一试吗?"(让小朋友在别人身上体验置管过程)

(3)"你好棒呀,你今天是一个小护士,成功地帮助了小熊和 ×× 姐姐。现在你愿意让我把'小飞机'着落在你的手上吗?"(让小朋友在自己身上体验被置管的过程,进一步让小朋友适应置管流程,接受接近真实的体验。)

(4)"经过今天的游戏,×× 姐姐相信你以后肯定也会像小熊一样,勇敢地配合护士阿姨,让'小飞机'在你的手上降落,并且保护好它,对不对?"(鼓励肯定,引导患儿自身治疗的适应力。)

6. 问答注意要素   在游戏互动中,基于患儿好奇多问求真的互动情况,游戏参与者需要把握回答的关键点,注意解释的真实性、童趣性与形象化。一般可涉及以下几个关键内容要素。

1）当患儿对'小飞机'软管是如何进入皮肤很好奇时。

答：护士阿姨需要另外一根硬管子，叫"针"，针会一起帮忙送进去。（根据患儿的意愿决定是否要看针芯，如果很好奇、想看，就拿出针芯，同时告诉患儿，针芯帮助软管送入血管后，针芯就被拉出来丢掉了。注意安全，防止针刺伤。）

2）当患儿问进入皮肤是否很痛时。

答："有些小朋友告诉我不痛，每个小朋友的感觉是不一样的，等护士阿姨给你装上这个'小飞机'后，你能来告诉我你的感觉吗？"（在小朋友还没有真实体验操作时最好不要提前暗示疼痛等主观感受。）

3）当患儿明确说会痛的，因为以前打过。

答："如果真的那样，我们现在有很好的办法可以帮助你不会感觉那么痛了，那些告诉我不痛的小朋友就是用了我们的方法。"（提供转移注意力的方法。）

（2）装小飞机过程的直视询问。

答："在护士阿姨给你装上这个'小飞机'时，你是想看着她做呢，还是不想看着做？"

1）如果患儿选择看着操作。此时需强调："你看着时一定要保证你的手不能移动哦，这是你的重要工作，护士阿姨的工作需要你的配合哦，你配合得好，很快就装好了，不配合的话，时间会很长的。"

2）患儿选择不看，则选择其最感兴趣的分散注意力的方法。如询问："想让妈妈或爸爸给你讲故事吗？"让患儿翻故事书或帮你拿住平板电脑，嘱咐其玩最喜欢的游戏。因此，在给该患儿置管前，需备好适用于该患儿的分散注意力的用具，如故事书、平板电脑等。对于年龄稍大的患儿，询问并选择他最感兴趣的其他方法。

（陈秀萍 凌云 王彬 吴小花）

第四章

儿童医疗游戏辅导临床实践案例

第一节
内分泌科糖尿病患儿的游戏辅导

儿童内分泌科较为常见的疾病有糖尿病、肾上腺疾病、甲状腺疾病、性早熟、肥胖症、矮小症等,这些疾病均需长期家庭治疗和健康管理,其中糖尿病的治疗和管理较为复杂,在有限的住院时间内,患儿和家长需要掌握胰岛素注射、血糖监测、饮食管理、运动管理等多项技能和知识,面临着巨大压力。内分泌糖尿病管理团队将儿童医疗辅导游戏融入糖尿病教育的各个场景中,缓解患儿和家长在疾病治疗中的恐惧和焦虑,使其更好地理解治疗目的,配合医疗程序,顺利回归家庭和社会。现以儿童糖尿病为例,分享儿童医疗游戏辅导在其中的应用。

场景一

患儿,女,6岁5个月,"多饮、多尿10余天,嗜睡5小时",拟以"糖尿病酮症酸中毒"急诊收住入院。入院后给予心电监护、禁食、每小时测血糖,同时开放两条静脉通路持续输液。次日患儿病情好转,神志转清,上午9时医生查房,告知酮症酸中毒尚未完全纠正,仍需禁食24小时,患儿因饥饿难耐出现哭吵。

【问题分析】

前期患儿神志不清,对饥饿感受不明显,病情好转后能体会到长时间禁食引起的饥饿感,儿童对饥饿耐受力差,通过哭吵表达对食物的诉求。

【干预措施】

游戏1:电子游戏

1. 设计理念　目前患儿由于饥饿难耐哭吵中,简单的安慰无法解决其心理对食物的诉求。此时选择一款患儿日常熟悉且喜欢的游戏,可以更快速地分散其对饥饿的注意力。由于现阶段患儿精神状态仍然欠佳,体力尚未完全恢复,电子游戏可以避免体力过多消耗。

2. 适用年龄　≥3 岁。

3. 适合人数　1 人或多人。

4. 引导人员　家长。

5. 游戏场所　患儿床边。

6. 物品准备　手机、平板电脑或游戏机等电子产品。

7. 游戏内容

(1)理解安慰:对患儿目前的饥饿感受表示理解,告知禁食意义和进食时机,让家长和患儿对禁食倒计时有所期待,引导他们积极配合治疗,顺利度过禁食期。

(2)游戏目的:通过游戏分散患儿对饥饿的注意力,缓解饥饿带来的不适感。

(3)参与规则:游戏时长 30~60 分钟,和患儿共同探讨喜欢的游戏种类,并让其自行选择。建议家长参与其中,通过每人一局的方式进行比拼,可以减少患儿单人游戏的时间,也可以将其对游戏的注意力转移到与家长比拼的快乐中。

(4)注意事项:避免突然中断游戏而引发患儿情绪波动,游戏内容中注意与患儿的情感交流,建立良好的游戏伙伴关系,约定下次的游戏项目。

游戏 2:积木

1. 设计理念　电子游戏对短时注意力分散有较好的效果,但如果长时间应用,会产生其他的不良影响。通过上午的交流,了解患儿对积木有兴趣,并与其约定了下午的游戏项目,让患儿在治疗过程中对食物的等待转变成对下午游戏的期待。

2. 适用年龄　≥3岁。

3. 适合人数　2~3人。

4. 引导人员　护士或家长。

5. 游戏场所　床边或游戏室(图4-1-1)。

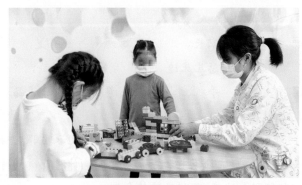

图 4-1-1　积木大比拼

6. 物品准备　小型积木多盒。

7. 游戏内容

(1)理解安慰:表扬上午患儿在游戏中的积极表现,给予正向反馈。鼓励患儿继续参与下午的积木游戏,并告知结束游戏后离进食的时间更近一步。

(2)游戏目的:患儿通过搭建各类小型积木模型,分散对饥饿的注意力,也可通过团队合作模式搭建良好的病友关系,进一步融入病房生活。

(3)参与规则:家长或护士引导患儿自主参与搭建,鼓励团队协作。

(4)注意事项:在搭建积木过程中,若患儿寻求帮助,家长可提供参考意见。如果患儿间出现意见分歧,家长在旁适当引导,避免出现争吵。在游戏互动中,多给予正面的表扬和鼓励。

入院第 3 天,酮症酸中毒纠正,给予三餐前后血糖监测,胰岛素泵持续皮下注射,饮食干预。午餐后患儿想吃零食,家长拒绝,患儿对零食的渴望得不到满足,向家长发脾气,家长说只有注射胰岛素后才能进食,其他时间都不能吃。患儿对此不理解,家长看着哭吵的患儿很无奈,在床边伤心落泪。

【问题分析】

家长和患儿对糖尿病知识缺乏,对糖尿病饮食管理存在误区。

【干预措施】

游戏 3:糖尿病绘本阅读

1. 设计理念　糖尿病知识通过绘本的形式,从患儿的视角,向患儿和家长讲解糖尿病相关知识。

2. 适用年龄　>5 岁。

3. 适合人数　2~3 人。

4. 引导人员　内分泌科护士。

5. 游戏场所　病区、床边或者游戏室。

6. 物品准备　儿童糖尿病科普绘本。

7. 游戏内容

(1)理解安慰:护士先理解患儿对食物的渴望,同时肯定家长对饮食管理所做的坚持,然后解释可以通过知识学习来有效应对此冲突。

(2)游戏目的:通过绘本阅读的形式,护士可以向患儿及家长解释什么是糖尿病,糖尿病饮食管理的目的和方法。

(3)参与规则:绘本讲解过程中,要求患儿及家长认真听讲,有问题随时举手提问。

(4)提供信息:儿童糖尿病科普绘本包含糖尿病定义、血糖监测、胰岛素治疗、饮食管理、并发症处理。建议根据患儿和家长的需求分时段讲解。

（5）学习技能：患儿和家长通过聆听绘本内容，使其更好地理解并掌握糖尿病饮食管理的相关知识。

（6）运用和练习：护士通过提问的方式来判断患儿和家长对所讲解知识的理解和掌握情况，及时发现并纠正错误的观念。

（7）正向反馈：对患儿和家长的认真听讲和积极提问给予及时的表扬和正向的反馈。

（8）注意事项：讲解前评估患儿及家长的学习能力，注意现场的反应，根据其接受程度掌握好讲解节奏及内容。

游戏 4：我的餐盘我做主

1. 设计理念　糖尿病饮食管理不是对饮食的绝对限制，临床中常有过度饮食限制后对儿童身心发展造成不良影响，引发家庭亲子关系冲突导致血糖控制失败的案例。在科学饮食理念的支持下，笔者团队改变了传统的饮食控制模式，提出糖尿病饮食餐盘的多元化个性化发展新模式。

2. 适用年龄　>5 岁。

3. 适合人数　2~5 人。

4. 引导人员　糖尿病专科护士。

5. 游戏场所　游戏室。

6. 物品准备　食物模型、食物卡牌（图 4-1-2）。

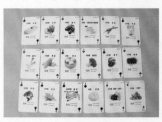 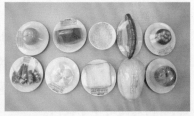

图 4-1-2　"我的餐盘我做主"物品

7. 游戏内容

（1）理解安慰：理解糖尿病患儿饮食治疗带来的困扰，但要告诉患儿和家长糖尿病饮食是一种健康饮食模式，而非疾病饮食，应该放下对糖尿病饮食治疗的偏见和错误认知。

（2）游戏目的：应用食物模型或者食物卡片，帮助患儿和家长掌握糖尿病饮食治疗中的一些概念，并能在日常实践中学会科学的饮食搭配。

（3）参与规则：游戏时长30分钟。家长和患儿根据饮食喜好和自身能量需求，用食物卡牌进行三餐搭配，由专科护士对所选食物组合进行点评（图4-1-3）。

（4）提供信息：三大营养素的分配比例、一日总热量的计算及三餐分配方案、碳水计数、食物交换份等。

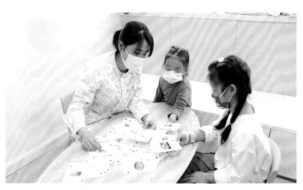

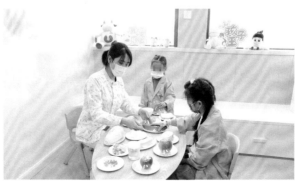

图 4-1-3 "我的餐盘我做主"游戏互动

（5）学习技能：掌握三大营养素的食物分类，根据一日能量计算公式以及食物分配比例，掌握饮食的合理搭配。

（6）运用和练习：在糖尿病专科护士的指导下，用卡牌反复模拟餐食搭配。

（7）正向反馈：及时肯定家长和患儿在饮食管理知识学习中付出的努力。

（8）注意事项：对患儿和家长搭配的饮食方案先进行鼓励和肯定，再对存在的不合理之处进行点评，尽量不要用否认的语言打消饮食治疗的积极性。

场景三

住院第 4 天，家长经过多次胰岛素注射观摩后，主动要求尝试给患儿注射胰岛素。午餐时在护士的指导下，家长准备给患儿进行注射，但是家长持针的手发抖，迟迟不敢进针，患儿见此情景拒绝家长操作。

【问题分析】

原本一日多次的有创操作已经让患儿对注射产生了心理负担，而家长生涩的注射技术和犹豫不决的表现，更加剧了患儿的恐惧心理。

【干预措施】

游戏 5：我是注射小能手

1. 设计理念　通过让患儿扮演护士的角色，和家长一起在模型上体验注射过程，学习注射技术，减少注射恐惧。

2. 适用年龄　>6 岁。

3. 适合人数　2~4 人。

4. 引导人员　护士。

5. 游戏场所　游戏室。

6. 物品准备　根据人数准备胰岛素注射工具包(消毒物

品、注射笔、注射针头)、注射模型、小护士服、注射卡通游戏包（图 4-1-4）。

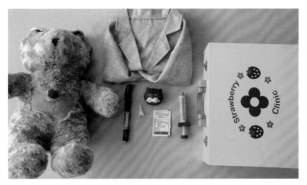

图 4-1-4 "我是注射小能手"游戏物品

7. 游戏内容

（1）理解安慰：理解患儿及家长对注射的恐惧，并告知胰岛素针头比其他针头更细小（可用图片对比），痛感也更小。

（2）游戏目的：通过护士角色扮演，使用注射模型进行练习，帮助患儿和家长熟悉胰岛素注射步骤，为过渡到家庭治疗做好准备。

（3）参与规则：游戏时长约 30 分钟。要求患儿和家长能独立在模型上进行操作并通过护士的考核。

（4）提供信息：胰岛素的种类、皮下注射的部位、注射的操作流程、部位轮换和规则、常见不良反应的表现及处理。

（5）学习技能：准备注射工具、认识注射部位、掌握胰岛素注射技术、识别并处理注射后不良反应。

（6）运用和练习：家长和患儿在模型上多次进行注射练习，熟练掌握注射技术，能在患儿正确的注射部位上进行注射（图 4-1-5）。

（7）正向反馈：肯定家长和患儿在角色扮演游戏中的良好表现，给予正面反馈，帮助双方建立信任关系，增强注射信心。

（8）注意事项：注意在初始阶段，不要以学习注射技术为目标,先帮助患儿进入护士角色,完成游戏,减轻对注射的恐惧。可以通过多次角色扮演的方法,逐步掌握操作技术,不可操之过急。最后注意在过渡到实物练习后避免针刺伤,指导利器的正确处理。

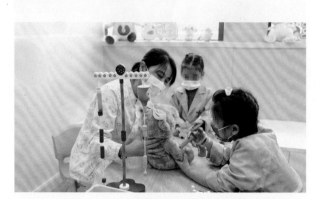

图 4-1-5 "我是注射小能手"游戏

场景四

住院第 6 天,家长和患儿已经完成了糖尿病理论知识和操作技能的学习,最近 2 天,血糖监测和胰岛素注射均能在护士的监督下进行独立操作。护士通知家长和患儿需要在次日进行家庭血糖管理知识和技能的考核,家长和患儿表示担忧。

【问题分析】

知识学习尚未完全巩固,但又缺乏自主学习的积极性。

【干预措施】

游戏 6:糖尿病知识飞行棋

1. 设计理念 糖尿病教育指导的生活方式干预有助于改善糖耐量,降低糖尿病患病率或延迟发病时间,并有助于减少糖尿病慢性并发症的发生。糖尿病知识掌握率越高,患儿家庭生活质量越高。为了提高知识学习的趣味性,笔者团队融合儿童元素,设计了一款飞行棋,每一步都融入了不同的糖尿病知识,玩者在游戏中能够反复巩固糖尿病知识。

2. 适用年龄 > 6 岁。

3. 适合人数 2~4 人。

4. 引导人员 护士。

5. 游戏场所 床边或者游戏室。

6. 物品准备 《糖豆大作战》飞行棋(图 4-1-6)。

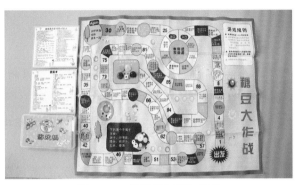

图 4-1-6　糖尿病知识飞行棋

7. 游戏内容

(1) 理解安慰:理解家长和患儿学习糖尿病知识的困难,鼓励其再接再厉,掌握更多的知识,以便更有成效地管理患儿血糖水平。

(2) 游戏目的:《糖豆大作战》飞行棋中设计了障碍问题,通过一问一答的进阶模式,帮助患儿和家长巩固所学的知识,增加亲子关系和病友间的感情。

(3) 参与规则:游戏时长 30~60 分钟。规则参照飞行棋说明书。游戏过程中,如果患儿或家长遇到困难,可向护士求助,但不允许前进,最先到达终点方获胜。

(4) 提供信息:《糖豆大作战》飞行棋是糖尿病专科护士根据糖尿病患儿及其家长日常学习中碰到难点和重点知识设计的一款游戏(图 4-1-7)。

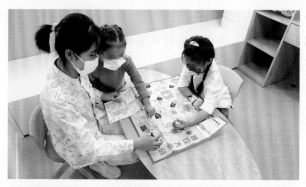

图 4-1-7　糖尿病知识飞行棋游戏互动

（5）学习技能：巩固糖尿病管理知识点。

（6）运用和练习：通过患儿间或患儿与家长下棋的形式，对糖尿病管理相关知识进行查漏补缺。

（7）正向反馈：在下棋游戏过程中，对成功挑战障碍问题的患儿或家长给予及时的肯定和鼓励。

（8）注意事项：游戏过程中需有护士在场，判断问题答案是否正确，避免错误知识的传递。

（陈晓春）

第二节
呼吸内科支原体肺炎患儿的游戏辅导

　　小儿呼吸内科较为常见的疾病有支气管肺炎、支气管哮喘、慢性咳嗽、肺间质疾病等，其中肺炎支原体是儿童支气管肺炎的重要病原体之一，占肺炎住院儿童的 10%~40%，好发于学龄期儿童。由于小儿呼吸系统发育不完善、免疫功能低下等原因，容易发展成重症肺炎，可合并肺不张和胸腔积液，需要应用抗生素、雾化吸入甚至支气管镜检查和胸腔穿刺等治疗，各种侵入性操作引起的疼痛不适和独自面对操作的不安全感,易使患儿出现负面情绪和抗拒检查治疗等行为。现以支原体肺炎为例,分享儿童医疗游戏辅导在其中的应用。

场景一

患儿,女,7岁2个月,因"反复发热、咳嗽5天",拟"肺炎支原体肺炎、胸腔积液"收住入院。入院后告知家长病情危重,予以鼻导管吸氧,持续监测经皮动脉血氧饱和度(percutaneous arterial oxygen saturation, SpO_2),给予氧气雾化吸入及抗生素静脉治疗。患儿在入院3天后仍有发热,胸部CT提示肺炎、肺不张,拟行支气管镜检查。患儿在得知此信息后,情绪激动,一直哭闹,不愿配合医护的各种治疗和操作。

【问题分析】

支气管镜检查是治疗支原体肺炎的重要方法之一,可以及时清除痰栓,解除气道阻塞,缩短病程,促进疾病康复。但患儿对于未知的检查感到恐惧,只能通过哭泣来表达情绪。支气管镜检查时需要与家长分离,加剧了患儿的焦虑情绪。

【干预措施】

游戏1:解密肺工厂

1. 设计理念　利用卡通肺部模型和幼儿人体百科图书,向患儿介绍肺部的结构和作用,增加患儿对肺部解剖的了解。

2. 适用年龄　>5岁。

3. 适合人数　1~5人。

4. 引导人员　呼吸内科护士。

5. 游戏场所　游戏室或床边。

6. 物品准备　卡通肺部模型(图4-2-1)、幼儿人体百科图书、听诊器。

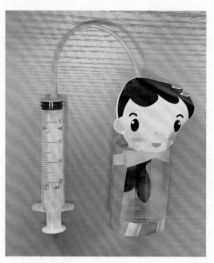

图 4-2-1　卡通肺部模型

7. 游戏内容

(1)理解安慰:对患儿的焦虑、恐惧情绪表示理解,告知可以通过对肺部解剖的了解来减轻不安。

(2)游戏目的:通过模型的学习和书籍的讲解来提高患儿对肺部结构及作用的了解程度。

(3)参与规则:游戏时长 10~20 分钟,鼓励家长一起参与,在讲解过程中与患儿和家长积极互动。

(4)提供信息:使用肺部模型和书籍,让患儿和家长了解气管、支气管和肺泡的结构和作用,以及肺炎的临床表现、常用的治疗手段。

(5)学习技能:患儿通过游戏了解肺的形状及作用。

(6)运用和练习:通过角色翻转,让患儿向家长或护士介绍肺部模型的结构和作用。

(7)正面反馈:肯定和表扬患儿对肺部知识的了解。

(8)注意事项:游戏中戴好口罩,避免交叉感染。

游戏 2:气管镜我不怕

1. 设计理念　支气管镜检查需要在内镜中心完成,家长无法陪同,运用绘本阅读,让患儿和家长了解检查的每个环节。然后,通过角色扮演让患儿在玩偶上操作来体验整个过程,缓解其恐惧情绪。

2. 适用年龄　＞5 岁。

3. 适合人数　1~3 人。

4. 引导人员　护士。

5. 游戏场所　游戏室或床边。

6. 物品准备　《气管镜我不怕》绘本、玩偶、留置针套组［止血带、消毒棉签、留置针(去除针芯)、敷贴、肝素帽、胶布］、吸氧面罩、经皮动脉血氧饱和度仪、血压仪(图 4-2-2)

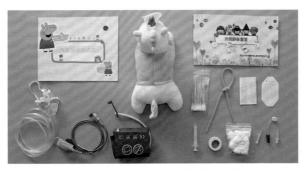

图 4-2-2　"气管镜我不怕"物品准备

7. 游戏内容

(1)理解安慰:理解并认同患儿产生的恐惧情绪和分离焦虑,引导家长给予患儿一定的心理支持。

(2)游戏目的:通过绘本讲解和角色扮演,患儿能熟悉操作过程中所使用的医疗器械,了解支气管镜检查的每个步骤,预体验其中的感受,缓解其负面情绪,促使患儿配合检查。

(3)参与规则:游戏时长约30分钟,要求家长及患儿认真听讲,积极参与角色扮演,鼓励其表达疑惑并耐心解答。

(4)提供信息:气管镜检查前的准备、检查流程及检查后的注意事项。

（5）学习技能：患儿通过游戏了解气管镜检查的过程，并能简单复述自己需要配合的内容。

（6）运用和练习：邀请患儿在玩偶上进行静脉穿刺和SpO_2监测等，并讲解气管镜检查的过程。

（7）正面反馈：肯定患儿在帮助玩偶顺利完成支气管镜检查中的作用，表扬患儿的积极思考、主动参与。

（8）注意事项：在游戏前评估患儿的参与度，在游戏内容中观察患儿的病情变化，有变化及时停止游戏。

场景二

患儿在完成支气管镜检查后返回病房，遵医嘱予面罩吸氧、SpO_2监测、禁饮食2小时。由于术后出现恶心、声音嘶哑、咳嗽、咽痛等不适，患儿因想喝水、进食而躁动不安，难以配合吸氧和监护。

【问题分析】

患儿支气管镜术后因麻醉的影响，身体各项功能尚未完全恢复，过早进食易发生恶心、呕吐、咳嗽、误吸甚至窒息，因此需要禁饮食2小时。但患儿经历了长时间的禁饮食后对食物及水极度渴求，通过躁动等行为来表达对食物和水的诉求。

【干预措施】

游戏3：让心灵去旅行

1. 设计理念　通过和谐的节奏刺激神经、肌肉，使交感神经系统活动减少，副交感神经系统活动增强，影响内啡肽等物质释放，达到镇静催眠的作用。

2. 适用年龄　≥1岁。

3. 适合人数　1人。

4. 引导人员　家长或护士。

5. 游戏场所　床边。

6. 物品准备 音乐播放器。

7. 游戏内容

(1)理解安慰：认同患儿因检查或疾病带来的身体不适感，引导家长给予患儿一定的心理支持。

(2)音乐目的：通过播放患儿喜爱的音乐来转移患儿注意力，让患儿与音乐产生共鸣，安抚其烦躁情绪。

(3)音乐规则：播放时长根据患儿需求而定。尽量选择舒缓、平稳、简单而动听的音乐，通过缓慢的节奏、稳定的节拍，达到镇静患儿的作用。

(4)注意事项：播放音乐需征得同病房其他家长和患儿的同意，音量不宜过高，以不高于病房环境(35~40dB)5分贝，让同病房所有人舒适为宜。注意观察患儿情绪，必要时及时更换或暂停音乐。

场景三

患儿因咳嗽增多，排痰困难，遵医嘱给予氧气雾化吸入治疗，指导并鼓励其有效咳嗽促进痰液排出。患儿对面罩的覆盖和气雾剂的刺激表现出抗拒，同时因不能正确有效咳嗽而情绪低落。

【问题分析】

面罩长时间覆盖于患儿的口鼻，且在吸入雾化药物时受到气流、声音、气味的同时刺激，导致患儿产生一系列不舒适的感受，最终引起抗拒情绪。有效咳嗽需要呼吸、体位等的主动配合，患儿病程长，体力不足，导致对该治疗的抗拒。

【干预措施】

游戏4：气道清洁保卫战

1. 设计理念 雾化吸入结合有效咳嗽可以有效清除气道分泌物，根据操作中需要患儿配合的环节设计诸如水上乒乒球、哈气玻璃等游戏,患儿每完成一个游戏可以在游戏卡上盖一个印章,达到不同个数的印章后可以兑换自己喜欢的奖品。通过该游戏提高患儿学习知识的趣味性、积极性和治疗依从性,最终达到有效清除气道分泌物的目的。

2. **适用年龄** >5 岁。

3. **适合人数** 1~5 人。

4. **引导人员** 护士。

5. **游戏场所** 游戏室。

6. **物品准备** 游戏卡、印章、呼吸操视频、吹球用具、道具玻璃、呼吸训练器等(图 4-2-3)。

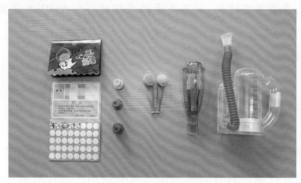

图 4-2-3 "气道清洁保卫战"物品

7. 游戏内容

(1)理解安慰:对患儿因雾化吸入时的不适感及不能有效咳嗽产生的抗拒行为和情绪低落表示理解。

(2)游戏目的:通过游戏,能逐步掌握雾化吸入和有效咳嗽的技巧,达到清除气道分泌物的目的。

(3)参与规则:游戏时间约 30 分钟。

(4)提供信息:运送水上乒乓球、玻璃哈气、吹纸片的游戏方法和呼吸训练器的使用方法。

(5)学习技能:雾化吸入过程中能做到经口深呼吸,完成有效咳嗽,在体力不足时可运用哈气动作进行排痰。

(6)运用和练习：通过各类游戏练习并掌握正确的雾化吸入和有效咳嗽的技巧，对掌握相对不足的环节可反复练习，最终达到能咳出痰液的目的。

1)哈气方法：对着镜子用力哈出白气。

2)缩唇呼吸：鼻子吸气，嘴唇紧闭，噘起嘴唇，如同吹口哨样慢慢呼气，使得吸气与呼气时间比为1∶2或1∶3（图4-2-4）。

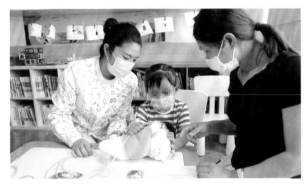

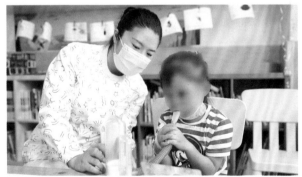

图4-2-4　"气道清洁保卫战"游戏

(7)正面反馈：对患儿在游戏中的良好表现表示充分的肯定，鼓励其通过自身努力实现心愿。

(8)注意事项：注意劳逸结合，游戏中注意观察患儿的病情，如出现面色苍白或发绀、呼吸急促等病情变化时立即停止并做好相应的处置。

场景四

入院第7天,患儿呼吸急促加剧,行B超检查后显示胸腔积液较前明显增多,拟行胸腔穿刺术抽取积液。患儿进入操作间后显露出害怕的表情,紧张地表述"我不要做,我不要做"。

【问题分析】

患儿和家长知晓胸腔里有重要器官——肺和心脏,对穿刺针刺入胸腔后是否会有生命危险表示担忧,同时也害怕穿刺带来的疼痛。

【干预措施】

游戏5:表情变变变

1. 设计理念　合适的体位摆放是胸腔穿刺成功的关键所在,患儿在护士的指导下摆放正确的体位,并通过表情贴图拼出与自己在操作时的心情对应的图案。这种做法可以转移患儿对操作的注意力,使他们能保持配合的体位,从而达到缓解紧张和恐惧情绪、提高穿刺成功率的目的。

2. 适用年龄　>5岁。

3. 适合人数　1人。

4. 引导人员　医护人员。

5. 游戏场所　操作室。

6. 物品准备　拼贴画材料(图4-2-5)。

7. 游戏内容

(1)理解安慰:理解患儿对胸腔穿刺的恐惧,告知患儿操作过程中听从医护人员的指引可减轻恐惧感。

(2)游戏目的:通过"表情变变变"游戏分散患儿对穿刺的注意力,保持正确的体位,顺利完成操作。

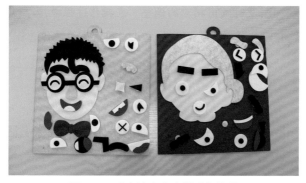

图 4-2-5 "表情变变变游戏"物品

(3)参与规则：游戏时长根据操作时长的需求而定。游戏中尽量使用语言、动作和道具来吸引患儿注意力，使其投入到游戏中。

(4)提供信息：正确的体位摆放、分散注意力的方法。

(5)学习技能：通过"表情变变变"游戏，患儿能保持正确的体位。

(6)运用和练习：患儿在医护人员的指引下摆放胸腔穿刺时的正确体位，利用表情贴图表达出自己的心情(图4-2-6)。

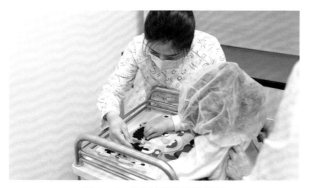

图 4-2-6 "表情变变变"游戏

(7)正面反馈：对患儿在操作中的积极配合给予肯定和鼓励。

(8)注意事项：操作中医护人员应随时关注操作进程和患儿

的病情变化,及时做出相应的调整。在操作过程中,当患儿无法专注于游戏时,医护人员可告知患儿当前医生的操作进程。

场景五

患儿顺利进行胸腔穿刺返回病房休息后,在床上活动时牵拉到穿刺伤口感到疼痛,因害怕活动后再发生疼痛,情绪较紧张而处于强迫体位。

【问题分析】

患儿因害怕改变体位或者活动时的牵拉导致伤口疼痛,所有的注意力都集中在伤口上,对疼痛的感觉更加敏感,导致不敢活动。

【干预措施】

游戏 6:听妈妈讲故事

1. 设计理念　让患儿听感兴趣的故事,可以分散患儿对疼痛的注意力。同时操作后需要休息,倾听故事可以减少患儿的活动。

2. 适用年龄　≥3 岁。

3. 适合人数　1 人。

4. 引导人员　家长或护士。

5. 游戏场所　床边。

6. 物品准备　故事书或故事播放器。

7. 游戏内容

(1)理解安慰:对患儿的紧张、不敢活动表示理解。

(2)游戏目的:通过讲故事的方式,转移患儿注意力。

(3)参与规则:活动时长为 30~60 分钟,积极鼓励家长参与,了解患儿喜欢的故事类型。

(4)提供信息:故事内容。

(5)学习技能:患儿及家长知晓应对疼痛的方法。

（6）运用和练习：根据患儿的兴趣和需求，待放松后也可转为自行阅读。

（7）正面反馈：表扬患儿认真听故事（图 4-2-7）。

（8）注意事项：在干预前先评估患儿疼痛的程度，再采取相应的措施。随时观察患儿的疼痛程度及病情变化，有异常时及时汇报医生。

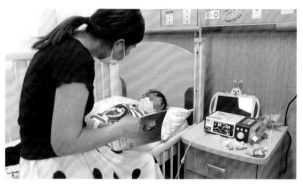

图 4-2-7　听妈妈讲故事

（邵菡清）

第三节
消化内科营养不良患儿的游戏辅导

小儿消化内科较为常见的疾病有急、慢性腹泻，短肠综合征，炎症性肠病，消化道畸形，遗传代谢性肝病等，这些疾病易导致营养不良，需要开展营养支持及管理。营养治疗涉及营养风险筛查及评估、肠内及肠外营养支持、饮食管理、健康教育和家庭营养治疗等多个方面，因患儿住院时间长甚至需多次住院，出院后仍需进行长期家庭营养治疗等，住院期间家长需学习相关营养操作技能，面临巨大压力。消化内科管理团队从患儿与家长的心理及社会需求出发,将儿童医疗辅导游戏融入营养治疗的各个场景中,帮助缓解患儿与家长的治疗压力和焦虑情绪,使患儿与家长互相协作,积极配合治疗,提高家庭营养管理能力,顺利回归社会生活。现以营养不良为例,分享儿童医疗游戏辅导在其中的应用。

场景一

患儿,女,4 岁 7 个月,因"拒食、食欲缺乏、体重不增超过 2 个月,便血 3 次",拟"消化道出血,营养不良"收住入院。入院后患儿血红蛋白为 80g/L,考虑肠道内出血,遵医嘱给予禁食、补液、血糖及血压监测,查房时医生告知家长患儿仍需禁食,待无便血、复查血红蛋白指标稳定后方可进食,患儿得知仍需禁食,哭闹不止。

【问题分析】

禁食可避免胃肠内容物刺激出血部位,使患儿的消化道得到充分休息。禁食时长与患儿肠道出血情况相关。但儿童对饥饿耐受力差,难以接受长时间禁食,通过哭闹的方式来表达自己对食物的渴望。

【干预措施】

游戏 1:玩转扭扭棒

1. 设计理念 扭扭棒颜色鲜艳,可以激发患儿的想象力,用绕、弯、扭等不同方法表现物体的造型,提高患儿动手创造能力,使患儿在游戏中获得成就感,减少对食物的渴望。

2. 适用人群 ≥3 岁。

3. 适合人数 ≥1 人。

4. 引导人员 护士或家长。

5. 游戏场所 患儿床边。

6. 物品准备 扭扭棒、扭扭棒教程、手工剪刀。

7. 游戏内容

(1) 理解安慰：对患儿不能进食感到烦躁不安表示理解，告知患儿及家属禁食的原因，通过游戏可分散患儿对饥饿的注意。

(2) 游戏目的：手工游戏能够让人变得乐观积极，对生活充满乐趣。通过手工活动的故事环境创设，每次手工活动相当于一次小规模的实现理想的过程。在住院禁食期间，通过扭扭棒手工游戏，减轻患儿对禁食的排斥心理，排解不良情绪。

(3) 参与规则：游戏时长 15~30 分钟。向患儿及家长解释游戏目的，鼓励患儿和家长积极参与。

(4) 提供信息：扭扭棒教程。

(5) 学习技能：学会玩扭扭棒来排解禁食期间的不良情绪。

(6) 运用和练习：让患儿在护士的引导下用绕、弯、扭等不同方法创造出各种造型，并结合自己的手工作品创设故事情节与病友分享（图 4-3-1）。

(7) 正面反馈：对患儿在游戏过程中的积极参与和分享给予及时的肯定和表扬。

(8) 注意事项：游戏时注意避免发生扭扭棒触碰眼睛、鼻孔、耳朵等部位。使用儿童专用剪刀，注意安全，玩闹时避免使用剪刀，防止意外伤害。

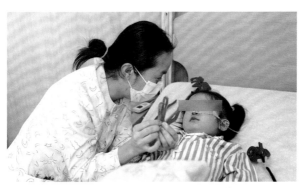

图 4-3-1　护士带领患儿玩扭扭棒

场景二

患儿住院第 2 天,复查血红蛋白上升至 92g/L,遵医嘱给予流质饮食,行肠道准备,拟行无痛电子结肠镜检查,患儿口服部分导泻剂后不愿继续服用。家长反复询问能否减少导泻剂的服用量。

【问题分析】

患儿年幼、导泻剂口感不佳,服用量大,服用时易出现恶心、呕吐、腹痛等不适,服用后排便次数增加,导致患儿对口服导泻剂产生抗拒心理。家长对导泻剂服用及肠道准备的重要性理解不透彻,希望减少导泻剂的服用量。

【干预措施】

游戏 2:"水精灵" 之肠道旅行

1. 设计理念　肠镜检查是诊断结直肠疾病最常用且最可靠的方法,其中,肠道清洁度是影响肠镜检查是否成功的重要因素。患儿在检查前进行相关的肠道准备,服用导泻剂清洁肠道,避免粪便遮蔽病变部位或镜头,影响检查结果。从患儿的视角出发,通过绘本形式介绍肠镜检查的相关知识,让患儿和家长对肠镜检查有初步了解,明确服用导泻剂的重要性,配合完成肠道准备工作。

2. 适用年龄　>3 岁。

3. 适合人数　1~4 人。

4. 引导人员　护士。

5. 游戏场所　患儿床边或游戏室。

6. 物品准备　肠镜绘本(含视频),导泻剂替代品,肠道准备杯子,礼品,导泻剂服用任务卡(图 4-3-2,图 4-3-3)。

7. 游戏内容

(1)理解安慰:理解患儿不愿服用导泻剂的行为和心情,告知患儿及家长服用导泻剂的重要性。

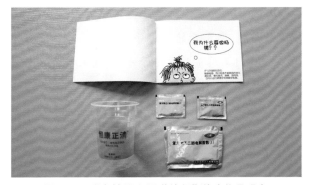

图 4-3-2 "水精灵之肠道旅行"游戏物品准备

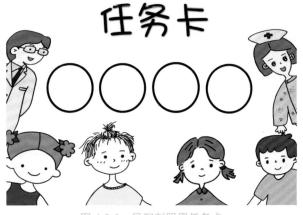

图 4-3-3 导泻剂服用任务卡

（2）游戏目的：肠道准备持续时间较长，通过阅读绘本和/或视频观看的方式让患儿和家长了解肠镜检查及肠道准备过程，提高患儿服用导泻剂的依从性。

（3）参与规则：游戏时长约6小时（直至服完导泻剂），期间需要家长与患儿一起配合进行。

（4）提供信息：肠镜绘本（含视频）。

（5）学习技能：患儿理解肠镜检查大致过程，掌握肠道准备的相关知识，配合服完导泻剂。

（6）运用和练习：患儿在阅读绘本和/或视频观看后能描

述肠镜检查的大致过程。向患儿提供导泻剂服用任务卡,任务卡含4个圆圈,患儿开始服用导泻剂时给予一颗五角星或小贴纸,每完成1/4总量时再给予一颗,患儿集齐3颗五角星或小贴纸给予一个小礼品(图4-3-4)。

(7)正面反馈:对患儿及家长认真阅读绘本和观看视频给予正面反馈,完成导泻剂服用任务给予奖励。

(8)注意事项:阅读绘本时需观察患儿情绪变化,根据患儿的接受度及时调整阅读节奏和方式,提高患儿参与积极性。服用导泻剂期间注意患儿有无发生不良反应,及时对症处理。

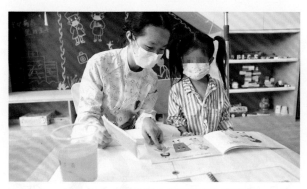

图4-3-4 "水精灵之肠道旅行"游戏

场景三

肠镜检查前1小时肉眼评估患儿大便性状呈浑浊水样,含粪渣,说明患儿肠道准备不充分,需要进一步生理盐水灌肠行肠道准备,患儿因害怕灌肠抗拒治疗,哭闹不止。

【问题分析】

患儿及家长缺乏清洁灌肠的相关知识,对检查存在焦虑及恐惧心理,因灌肠过程需要放置肛管感到不适,担心刺激肛周皮肤引起疼痛,因此对清洁灌肠产生抗拒心理。

【干预措施】

游戏 3：肠道清洁保卫战

1. 设计理念　通过"肠道清洁保卫战"游戏，以直观的方式和通俗易懂的语言让患儿了解清洁灌肠的大致流程、方法及必要性，从而疏导患儿的不良情绪，以便患儿放松身心、积极配合。

2. 适用年龄　4~10 岁。

3. 适合人数　≥1 人。

4. 引导人员　护士。

5. 游戏场所　游戏室。

6. 物品准备　肠道清洁游戏包（图 4-3-5）。

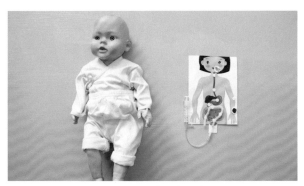

图 4-3-5　肠道清洁游戏包

7. 游戏内容

（1）理解安慰：理解患儿对清洁灌肠的抵触心理，明确在未得到患儿同意前，不会对患儿进行清洁灌肠。

（2）游戏目的：通过游戏使患儿对清洁灌肠有一定的了解，知晓清洁灌肠的作用及过程。

（3）参与规则：游戏时长约 30 分钟，期间需要家长与患儿一起配合进行。

（4）提供信息：肠道清洁准备包使用教程。

（5）学习技能：通过观摩水在吸管内流动并排出，了解清洁灌肠的作用。掌握清洁灌肠的体位,并学会通过深呼吸放松自己,以减轻灌肠过程中的不适。

(6)运用和练习:利用游戏小卡向患儿介绍肠道各个部位的位置及功能,利用科普教具向患儿介绍整个消化系统食物消化的过程,告知患儿肠镜检查的具体位置。向患儿展示清洁灌肠所需的物品,讲解所需物品的作用,在讲解过程中,利用科普教具向患儿演示整个过程。操作时将娃娃置于左侧卧或俯卧位,将肛管插入吸管并固定,后将装有水的5ml针筒连接肛管,并将针筒里的水缓慢注入吸管中,观察水在吸管中的状态。通过角色互换,在护士协助下由患儿为娃娃进行清洁灌肠,让患儿练习在灌肠过程中的体位配合和深呼吸的方法(图4-3-6)。

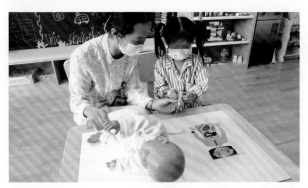

图4-3-6 肠道清洁保卫战游戏

(7)正面反馈:对患儿和家长的配合给予表扬和鼓励,如表扬患儿现在是一名勇敢的小战士。

(8)注意事项:游戏过程中应密切关注患儿情绪变化,使用针筒时注意安全。

场景四

患儿因病情需要经外周静脉穿刺的中心静脉导管(peripherally inserted central venous catheter,PICC)进行静脉

高营养治疗,家长因穿刺过程不能陪同表示焦虑,患儿哭闹不止,不愿配合穿刺。

【问题分析】

家长及患儿不了解PICC穿刺过程,患儿的抗拒行为源于对穿刺过程的未知以及对穿刺疼痛的恐惧。家长害怕PICC穿刺创伤大,希望在穿刺过程中陪同,以减轻患儿的恐惧心理。

【干预措施】

游戏4:升级打"怪"小装备

1. 设计理念　从儿童视角解释PICC是为了帮助患儿升级装备,以打败"病魔小怪兽"。通过PICC模型及心理准备手册讲解PICC留置的必要性及置管流程,让患儿及家长了解置管的过程,减轻家长及患儿的焦虑,提高患儿的配合度。

2. 适用人群　>3岁。

3. 适合人数　1~2人。

4. 引导人员　护士。

5. 游戏场所　游戏室或床边。

6. 物品准备　PICC模型、模拟娃娃、止痛软膏替代品、PICC置管心理准备手册。

7. 游戏内容

(1)理解安慰:家长不理解输注营养液需要留置PICC的原因,同时担心患儿在穿刺过程中会经历痛苦。应对家长的焦虑、紧张情绪表示理解,对患儿的恐惧心理表示认同,并耐心讲解留置PICC的必要性及操作的安全性。

(2)游戏目的:通过"升级打'怪'小装备"游戏让患儿及家长了解PICC留置的必要性及置管流程,减少患儿及家长的不良情绪,提高操作的依从性。

(3)参与规则:游戏时长15~20分钟,需要家长一起参与。

(4)提供信息:PICC的作用、置管前自身皮肤的准备、置管时的体位、置管后穿刺点按压要点。

(5)学习技能：家长学会置管前的准备及置管后相关注意事项，知晓操作过程中如何与患儿互动来分散其注意力。患儿学会正确摆放置管时的体位。

(6)运用和学习：让患儿在娃娃上涂抹止痛软膏替代品，演示用B超玩具模拟评估血管时的体位配合。家长与患儿互动以分散患儿注意力。家长描述置管结束后如何按压穿刺点。

(7)正向反馈：对患儿和家长的每一次提问、回答、参与，都给予及时的解答、肯定和表扬。

(8)注意事项：在游戏过程中，避免提到"打针"等字眼，对患儿看不见的操作(如在患儿镇静后进行的操作)不需要告知。

场景五

PICC使用过程中，患儿由于害怕冲管导致疼痛而产生抵触及恐惧心理，冲管过程中哭闹不止，不愿配合冲管操作。

【问题分析】

儿童年龄小、自我约束力差，PICC的存在使患儿感到生理和心理不适，导致配合度与依从性差，因此在冲管时无法安静配合。

【干预措施】

游戏5：我们一起来做木头人

1. 设计理念　通过"我们一起来做木头人"的游戏，分散患儿注意力，提高PICC冲管的趣味性，减少患儿对PICC冲管的抵触及恐惧心理，同时通过游戏使患儿在冲管过程中保持安静，提高患儿对于PICC冲管过程中的配合程度。

2. 适用年龄　3~10岁。

3. 适合人数　1人。

4. 引导人员　护士、家长。

5. 游戏场所　床边。

6. 物品准备　合适的儿歌。

7. 游戏内容

(1)理解安慰:理解患儿对 PICC 冲管的抵触及恐惧心理,告知患儿会轻轻触碰导管,不会引起疼痛,缓解患儿紧张情绪。

(2)游戏目的:该游戏可以使患儿保持安静,避免置管肢体过度活动,在轻松愉悦的状态下完成 PICC 冲管。

(3)参与规则:游戏时长约 10 分钟,期间需要家长与患儿一起配合进行。

(4)提供信息:改编的儿歌。

(5)学习技能:通过唱儿歌,结合儿歌内容保持置管肢体相对制动。

(6)运用和练习:根据患儿喜好改编"木头人"儿歌,让患儿和家长一起参与互动,一边唱儿歌一边做动作,当唱到"不许动,不许笑,不许露出小白牙,我们都是木头人"时都保持不动,护士利用此刻冲管。

(7)正面反馈:表扬患儿能在唱完儿歌后减少置管肢体活动。

(8)注意事项:在游戏过程中注意活动适度,避免导管牵拉。游戏过程中要避免患儿跨越无菌区域。

场景六

患儿进行数天的肠外营养支持后遵医嘱给予鼻胃管置管行肠内营养,拟 3 天后携胃管出院行家庭肠内营养治疗。患儿出现咽喉部不适,存在异物感,欲拔除胃管,家长予以制止,同时对居家肠内营养的管理没有信心,患儿因此哭闹不止。

【问题分析】

学龄前儿童由于年幼,心理发育不成熟,咽喉部对刺激敏感,胃管置管后易引起恶心、呕吐、异物感等不适,不愿留置胃管。住院期间家长尽管已经了解肠内营养的管理,但是缺乏实践的机会。

【干预措施】

游戏6:我会保护小管子

1. 设计理念 通过"我会保护小管子"的游戏帮助患儿和家长理解留置胃管的重要性,提升家长对居家肠内营养管理的信心,保证家庭肠内营养顺利进行。

2. 适用年龄 >3 岁。

3. 适合人数 3~4 人。

4. 引导人员 护士及家长。

5. 游戏场所 游戏室。

6. 物品准备 消化系统科普教具,肠内营养包(图4-3-7)。

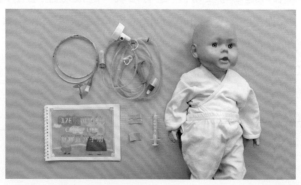

图 4-3-7 "我会保护小管子"游戏物品

7. 游戏过程

(1)理解安慰:理解患儿因胃管置入后的各种不适感而产生的抗拒行为,鼓励患儿发泄自己的情绪,达到安慰的目的。

（2）游戏目的：使患儿理解胃管置管的重要性，保护胃管，避免意外拔管。

（3）参与规则：游戏时长约 20~30 分钟，期间需要家长与患儿一起配合进行，也可以与其他胃管置管患儿一起游戏。

（4）提供信息：肠内营养包使用教程。

（5）学习技能：患儿和家长了解留置胃管的重要性，参与胃管维护，避免非计划拔管。

（6）运用和练习：利用消化系统科普教具，向患儿介绍消化道各个部位的位置、功能及消化过程，告知胃管放置的具体位置，强调目前病情仍需留置胃管，若提前拔出胃管会影响病情恢复。向患儿及家长展示肠内营养所需物品，讲解所需物品的作用，在讲解过程中，利用科普教具演示整个过程。操作时将娃娃置于半卧位，将胃管头端插入保鲜袋并固定，后将装有水的针筒连接胃管，并将针筒里的水缓慢注入胃管中，观察水在保鲜袋的状态。通过角色互换，在护士协助下由患儿为娃娃进行胃管喂养，让患儿练习在喂养过程中的体位配合。

（7）正面反馈：对患儿能进行妥善保护胃管并进行喂养表示肯定和表扬。

（8）注意事项：游戏前应妥善固定患儿的鼻胃管，避免在游戏过程中由于手部动作幅度过大导致非计划拔管。

（陈晓飞）

第四节
神经内科癫痫患儿的游戏辅导

小儿神经内科较为常见的疾病有癫痫、中枢神经系统感染性疾病、神经免疫性疾病和遗传代谢性疾病等，其中癫痫最为常见。我国癫痫的年发病率约为 35/10 万，整体患病率约为 4‰~7‰,其中 60% 起源于儿童时期。癫痫患儿需要长期的健康照护和家庭护理,住院期间的管理比较复杂,需面临较多检查,如腰椎穿刺术、视频脑电图检查、磁共振成像检查等,患儿和家长易产生害怕、焦虑等情绪,出现抗拒行为,对疾病的诊断、治疗及预后产生不良影响。神经内科护理团队将儿童医疗游戏辅导融入儿童癫痫管理的多个场景中,缓解患儿及家长焦虑不安等负面情绪,使其更好地理解治疗目的,配合医疗程序,同时达到健康教育的目的。现以儿童癫痫为例,分享儿童医疗游戏辅导在其中的应用。

场景一

患儿,男,7 岁 9 个月,因"发热 3 天,1 天内抽搐 3 次",拟"抽搐待查:颅内感染?癫痫?"自急诊收住入院。入院后完善相关检查,医生告知需行腰椎穿刺术时患儿出现情绪激动,哭闹不安,不愿意配合,家长对于腰椎穿刺术感到十分担忧。

【问题分析】

由于家长及患儿未接触过腰椎穿刺术检查,认为抽取脑脊液会影响儿童的智力发育,存在排斥和焦虑情绪。患儿已有一定的理解能力,家长的担忧给儿童造成了一定心理负担,且经过静脉穿刺和采血后对有创检查产生较强烈的恐惧心理。

【干预措施】

游戏 1:腰椎穿刺探秘游戏

1. 设计理念　腰椎穿刺探秘游戏通过寓教于乐的形式,生动形象地将腰椎穿刺术的必要性、大致步骤以及患儿需要配合的注意事项展示给家长和患儿,有助于减轻家长的焦虑及患儿的恐惧心理。

2. 适合年龄　≥5岁。

3. 适合人数　≤5人。

4. 引导人员　护士,家长。

5. 游戏场所　游戏室。

6. 物品准备　模拟娃娃,《探究腰椎穿刺奥秘》手册,腰椎穿刺玩具,视频播放器。

7. 游戏内容

(1)理解安慰:患儿及家长对腰椎穿刺术十分紧张,对其担忧表示理解。耐心解释此项检查的必要性和安全性。

(2)游戏目的:通过游戏让患儿及家长了解腰椎穿刺术的必要性、大致过程及操作过程中的配合,减少患儿和家长的恐惧,从而提高穿刺的配合度。

(3)参与规则:游戏时长约15~20分钟,需家长一起参与。

(4)提供信息:腰椎穿刺时的体位、消毒时腰部皮肤的感觉、术后的体位和时长、操作过程中分散注意力的方法。

(5)学习技能:通过该游戏掌握腰椎穿刺时的体位配合、穿刺过程中减轻焦虑的方法及术后体位和时长。

(6)运用和练习:患儿给模拟娃娃摆放腰椎穿刺体位并告知娃娃配合要点,为娃娃消毒皮肤时告知娃娃感受,能引导娃娃数数字或者看视频来分散注意力(图4-4-1)。

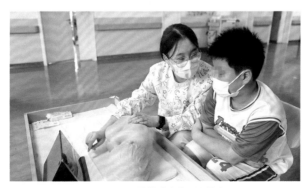

图 4-4-1　腰椎穿刺探秘游戏

(7)正向反馈：对每一次患儿的积极提问、回答和参与均给予及时的表扬和感谢。

(8)注意事项：避免在游戏过程中向患儿展示腰椎穿刺的具体过程，游戏道具不能出现尖锐的物品。只要是腰椎穿刺过程中患儿看不见的场景都要避免展示。

场景二

入院第 2 天，医生通知将安排患儿行磁共振成像检查，患儿和家长对于能否顺利完成检查感到不确定和担心。

【问题分析】

磁共振成像检查环境密闭且噪声较大，检查时间较长（约20 分钟），患儿需要保持安静、不动，才能顺利完成检查。患儿正处于好动年龄，单独处于密闭环境中，会感到恐惧和孤独，难以维持检查时的安静状态。

【干预措施】

游戏 2：磁共振成像检查模拟游戏

1. 设计理念　因磁共振成像检查的环境以及噪声的影响，年幼患儿较难配合检查，此项游戏可以帮助患儿模拟磁共振成像检查环境，从而缓解患儿及家长焦虑的情绪。

2. 适合年龄　≥5 岁。

3. 适合人数　≤5 人。

4. 引导人员　护士，家长。

5. 游戏场所　操作室。

6. 物品准备　视频播放器、磁共振成像图片、眼罩。

7. 游戏内容

(1)理解安慰：理解家长及患儿的担心，耐心向家长及患儿解释磁共振成像检查的目的、必要性和注意事项。

(2)游戏目的：通过该游戏让患儿了解磁共振成像检查的

目的及配合要点,顺利完成检查。

(3)参与规则:游戏时长约30分钟。家长与患儿共同参与。

(4)提供信息:磁共振成像检查的必要性、检查环境、设备、检查过程和伴随的噪声。

(5)学习技能:患儿能在噪声环境下坚持一动不动超过10分钟,知晓检查过程中缓解害怕的方法。

(6)运用和练习:让患儿戴上眼罩躺在操作室床上,播放磁共振室录制的噪声,患儿保持安静,同时练习可以分散注意力的方法,如想象去了好玩的地方,数数等,较大患儿可通过呼吸练习缓解紧张情绪(图4-4-2)。

(7)正向反馈:游戏过程中用奖励的方式来肯定患儿的配合。

(8)注意事项:对于噪声的选择,尽量选择与磁共振检查相似的噪声。关注患儿的情绪变化,及时安抚患儿。

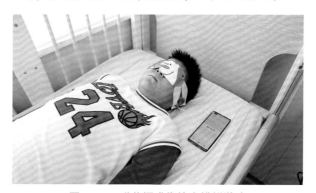

图4-4-2　磁共振成像检查模拟游戏

场景三

入院第3天,脑电图医生安排患儿行视频脑电图检查,检查过程需要头戴脑电图电极装置且需限制活动范围,患儿不愿意配合。

【问题分析】

行视频脑电图检查时,患儿的活动范围受限,仅限床上、床边,而且患儿整个头部将被包裹,会让患儿感觉不舒适,导致患儿抗拒检查。

【干预措施】

游戏3:视频脑电图大闯关

1. 设计理念 "视频脑电图大闯关"游戏可增加检查的趣味性,通过阶段性的鼓励,提高患儿配合检查的积极性,从而顺利完成视频脑电图检查。

2. 适用年龄 ≥5岁。

3. 适合人数 ≤5人。

4. 引导人员 护士、家长。

5. 游戏场所 视频脑电图检查室。

6. 物品准备 模拟娃娃、视频播放器、脑电图检查游戏包。

7. 游戏内容

(1)理解安慰:理解视频脑电图检查可能会对患儿造成不舒适及不方便,安抚患儿情绪。告知该项检查对于疾病诊断的重要性。

(2)游戏目的:通过游戏让患儿了解脑电图检查的过程,缓解焦虑,顺利完成检查。

(3)参与规则:游戏时长根据实际检查时间而定。鼓励家长参与。

(4)提供信息:脑电图检查的视频(包含检查前、中、后需配合的信息),游戏闯关规则,缓解脑电图检查过程中不适感的方法。

(5)学习技能:患儿学会在模拟娃娃头上贴脑电图导联线,知晓检查过程中的注意事项(图4-4-3)。

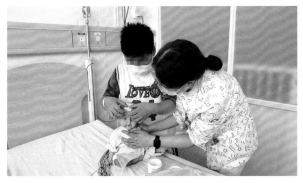
图 4-4-3 "视频脑电图大闯关"游戏

（6）运用和练习：先让已经做过脑电图的患儿来鼓励有抵抗情绪的患儿，告诉其做脑电图的真正感受。然后进行闯关，第一关：在模拟娃娃头上贴脑电图导联线；第二关：配合脑电图检查医生粘贴电极片，不随意摘取电极片；第三关：检查过程中不玩电子产品；第四关：检查过程中能够进入睡眠。任务游戏中每完成一步可获得一枚勋章，最终凭勋章换取礼品。

（7）正向反馈：将检查用游戏的方式呈现，并以做任务的方式分步完成，对其良好表现及时给予肯定和奖励。

（8）注意事项：根据患儿头型大小选择合适的头套。检查过程中随时关注电极片有无脱落。关注患儿的情绪变化，及时安抚患儿。

场景四

一切检查完成后，医生诊断患儿为"癫痫"，根据其病情为其配药。护士在监督患儿服药过程中，发现患儿服药时表现出抗拒情绪，配合度低。

【问题分析】

患儿对于服药尚未养成良好的规律性习惯，并且因为药物苦涩，产生抵触心理，又由于患儿年龄尚小，不能判断规律服药的利弊,从而导致服药的依从性降低。

【干预措施】

1. 设计理念 通过"坚持服药小达人"游戏,加强患儿对遵医嘱服药重要性的意识,让患儿主动按时服药,提高患儿用药依从性。

2. 适用年龄 ≥5岁。

3. 适合人数 ≤5人。

4. 引导人员 护士,家长。

5. 游戏场所 游戏室。

6. 物品准备 小闹铃、便携笔记本、卡通贴纸。

7. 游戏内容

(1)理解安慰:理解患儿对于长时间服药的恐惧及排斥,并告知患儿不规律服药的危害性。

(2)游戏目的:通过该游戏让患儿建立良好的服药习惯。

(3)参与规则:患儿需按时、按量遵医嘱服药后才能获得相应奖励。

(4)提供信息:相应药物的服药时间和用法、游戏规则。

(5)学习技能:知晓相应药物的服药时间、用法及游戏规则。

(6)运用和练习:患儿可以根据自己喜好对笔记本进行装饰和美化。每人作为自己服药的小小管家,自行或在家长帮助下设定闹钟,每次服药后记录在笔记本上。根据本子上规律记录的服药内容来护士站领取卡通贴纸粘贴于本子(图4-4-4)。

(7)正向反馈:一段时间后将患儿的服药本在病友间进行分享展示,并给予充分肯定。

(8)注意事项:设置的闹钟时间要与医嘱服药时间相符。关注服药剂量、方法及不良反应。

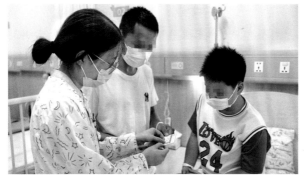

图 4-4-4 "坚持服药小达人"游戏

场景五

经过治疗后,医生通知儿童和家长可以出院,后期进行居家护理和门诊复查。护士评估家长和患儿对癫痫居家护理的知识掌握不佳。

【问题分析】

患儿首次确诊癫痫,家长和患儿对家庭照护相应知识缺乏,包括抽搐发作时的紧急处理措施、日常饮食、活动及药物的存放等。

【干预措施】

游戏 5:未来照护我们行

1. 设计理念　离开医院后,家长作为主要照顾者,必须掌握癫痫居家护理知识,患儿在成长过程中,有很多时间会独自一人,所以疾病知识的掌握也不可或缺。通过"未来照护我们行"游戏让患儿和家长将一些常见的注意事项熟记于心,同时在发生紧急情况时可以保护患儿。

2. 适用年龄　≥7 岁。

3. 适合人数　1~3 人。

4. 引导人员　护士,家长。

第四章　儿童医疗游戏辅导临床实践案例

113

5. 游戏场所 游戏室。

6. 物品准备 模拟娃娃,食物货架(零食卡片),癫痫日志。

7. 游戏内容

(1)理解安慰:理解家长对患儿抽搐的紧张情绪和癫痫相关知识的不熟悉,鼓励家长多学习,掌握更多的日常护理知识。

(2)游戏目的:向家长及患儿讲解游戏的过程,提高家长对于抽搐的急救意识,巩固家长和患儿相关的疾病知识。

(3)参与规则:游戏时长30~60分钟。家长与患儿共同参与。

(4)提供信息:患儿突发抽搐时家长的急救知识,患儿的食物选择要求,如零食选择应避开巧克力、可乐、浓茶等刺激性食物,癫痫日志的书写。

(5)学习技能:知晓患儿抽搐时的正确体位、不能做的行为,记录癫痫日志,正确选择患儿的食物。

(6)运用和练习:设计模拟场景,让家长和患儿参与其中,如模拟娃娃去超市购买食物,患儿为娃娃在食物货架上挑选合适的食物,其间娃娃突发抽搐倒地,让患儿和家长进行现场急救。参与者可以分享自己的感受(图4-4-5)。

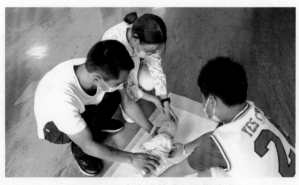

图4-4-5 "未来照护我们行"游戏

（7）正向反馈：及时肯定家长和患儿在游戏中的积极参与和分享。

（8）注意事项：游戏过程中需由专科护士全程参与，保证知识的准确性。

（章　毅）

第五节
肾脏内科肾病综合征患儿的游戏辅导

儿童肾脏内科较为常见的疾病有肾病综合征、过敏性紫癜肾炎、狼疮肾炎、慢性肾衰竭等，此类疾病的特点有病程长、病因不明、愈后受多种因素影响，服药依从性、饮食管理、居家护理等均可影响疾病的治疗和结局，任何环节的疏忽都可导致病情反复或加重，从而使家长及患儿出现焦虑、担忧情绪，后期甚至失去治疗的信心。肾病综合征激素治疗期间容易出现感染、库欣综合征及其他并发症，部分患儿会出现自卑或情绪障碍等，因此，需要医护人员和家庭配合，共同做好患儿心理疏导，使患儿始终保持乐观心态，积极应对疾病治疗。现以肾病综合征为例，分享儿童医疗游戏辅导在其中的应用。

场景一

患儿，男，8岁2个月，因"发现泡沫尿半月余，全身水肿5天"，拟"肾病综合征"收住入院。嘱咐患儿尽量卧床休息，低盐、低蛋白饮食。患儿沉默寡言，食欲缺乏，不愿意和其他小病友交流。

【问题分析】

患儿受疾病影响出现双眼睑明显水肿，双下肢凹陷性水肿,阴囊高度水肿,腹部膨隆,导致患儿全身乏力、食欲缺乏、恶心、不适感强,自由活动受限,从而出现焦虑、郁闷等负面情绪。

【干预措施】

游戏 1:积木叠叠乐

1. 设计理念　患儿情绪低落,通过引导患儿搭建积木,完成后推倒积木模型的游戏来宣泄情绪、释放压力,激发患儿的合作行为,减少患儿恐惧心理,尽快适应住院环境。

2. 适用年龄　>3 岁。

3. 适合人数　1~5 人。

4. 引导人员　家长或护士。

5. 游戏场所　游戏室。

6. 物品准备　积木。

7. 游戏过程

(1)理解安慰:对患儿的焦虑、郁闷等情绪表示理解,告知患儿疾病相关知识及其预后,保持良好的心态可以促进疾病的恢复。

(2)游戏目的:积木游戏可以促进患儿多项能力的发展。在搭建积木时给予指导、示范、提示,利于在游戏中建立融洽的关系。积木搭建完成后推倒模型,目的在于让难以表达情绪的患儿宣泄内心情绪。

(3)参与规则:游戏时长 15~25 分钟,游戏前后做好手卫生。鼓励家长一起参与。

(4)提供信息:提供积木搭建方法的视频或说明书。

(5)学习技能:搭建积木的方法。提高沟通技巧,学会宣泄不良情绪的方法。

(6)运用与练习:在游戏中强化各项技能。

(7)正面反馈:主动发现患儿在游戏互动中的积极表现,及时给予肯定与鼓励。

(8)注意事项：游戏中避免患儿间争抢积木，注意安全及患儿情绪。

场景二

午餐期间患儿诉说医院配送饮食淡而无味，不愿进食，要求点外卖。家长训斥患儿不遵守饮食医嘱，引起亲子冲突。

【问题分析】

肾病综合征患儿由于肾脏功能受损，过量蛋白摄入会加重肾脏负担；出现水肿、高血压时需要适当控制钠盐摄入，以免加重症状。低盐低蛋白饮食难以增进患儿食欲，导致患儿不愿遵守治疗饮食。

【干预措施】

游戏2：饮食绘本阅读

1. 设计理念　家长和患儿对低盐低蛋白饮食认知存在误区，饮食绘本生动形象地传达饮食知识，易让患儿接受。通过阅读能有效帮助患儿及家长掌握疾病的饮食管理要点。

2. 适用年龄　>5岁。

3. 适合人数　1~3人。

4. 引导人员　家长或护士。

5. 游戏场所　床边或游戏室。

6. 物品准备　饮食绘本（图4-5-1）。

7. 游戏内容

(1)理解安慰：对患儿不愿意进食表示理解，并告知患儿及家长低盐低蛋白饮食的重要性，遵守饮食医嘱有利于疾病的恢复。

(2)游戏目的：通过绘本阅读提高患儿及家长对饮食治疗目的的认识，提高依从性。

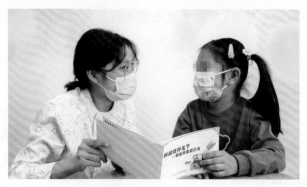

图 4-5-1　阅读绘本

（3）参与规则：阅读时间 15~20 分钟，患儿情绪稳定且愿意阅读。

（4）提供信息：低盐低蛋白饮食的知识。

（5）学习技能：通过绘本阅读掌握低盐低蛋白的知识，了解提高食欲的小技巧。

（6）运用和练习：阅读后对患儿及家长提问，评估其对低盐低蛋白饮食的掌握程度，根据掌握情况强化相应知识。

（7）正向反馈：患儿阅读后能说出低盐低蛋白饮食的相关知识，并掌握饮食小技巧，给予肯定及表扬。

（8）注意事项：阅读绘本时注意观察患儿情绪，发现患儿出现注意力分散时需及时调整绘本讲解方式或暂停阅读。

场景三

入院第 18 天，患儿水肿逐渐消退，病情稳定，遵医嘱给予糖皮质激素口服治疗。护士发放口服药时了解到家长对长期服用激素有担忧。

【问题分析】

糖皮质激素是治疗肾病综合征首选药物，但长期使用会导致满月脸、向心性肥胖、高血压、骨质疏松等相关不良反应的发生。家长及患儿对药理知识缺乏,影响其对激素长期服药的依从性。

【干预措施】

游戏3:激素不可怕

1. 设计理念 家长和患儿对糖皮质激素相关知识缺乏,通过观看融入科普知识的趣味视频,让患儿和家长正确认识药物的作用和副作用,同时掌握副作用的应对方法。

2. 适用年龄 >3 岁。

3. 适合人数 1~3 人。

4. 引导人员 护士。

5. 游戏场所 床边或游戏室。

6. 物品准备 视频播放设备。

7. 游戏内容

(1)理解安慰:护士对家长及患儿对糖皮质激素副作用的担忧表示理解,告知药物长期服用的重要性,树立战胜疾病的信心。

(2)游戏目的:通过科普宣教视频让患儿和家长掌握激素相关知识,消除顾虑,提高长期服药的依从性。

(3)参与规则:游戏时长约20分钟,护士积极与家长和患儿互动。

(4)提供信息:糖皮质激素的作用与副作用。

(5)学习技能:知晓糖皮质激素的作用与副作用。

(6)运用与练习:观看视频过程中通过互动环节,弥补患儿及家长对糖皮质激素相关知识了解的不足。

(7)正面反馈:在互动环节中及时肯定患儿及家长对知识的掌握程度。

(8)注意事项:注意患儿观看视频的距离及时间,若患儿眼压偏高,需适当限制观看时间。

场景四

患儿住院第 28 天,仍有大量蛋白尿,遵医嘱拟行肾脏活检术。患儿及家长对该项操作过程不了解,表示担忧及紧张,患儿不愿意配合术前相关训练,家长在走廊默默流泪。

【问题分析】

肾脏活检术是一种创伤性检查,家长及患儿缺乏相关知识,且对未知操作感到恐惧,出现焦虑和担忧,导致患儿依从性差。

【干预措施】

游戏 4:我是肾穿小能手

1. 设计理念　医疗游戏通过模拟医疗场景、角色扮演,让患儿了解肾脏活检术的操作过程及相关知识,缓解恐惧,配合术前训练。

2. 适用年龄　>5 岁。

3. 适合人数　1~3 人。

4. 引导人员　护士。

5. 游戏场所　床边或游戏室。

6. 物品准备　小熊玩偶、模拟穿刺道具、治疗巾、腹带、消毒棉签、外用局麻药、图书、视频播放设备、小奖品(图 4-5-2)。

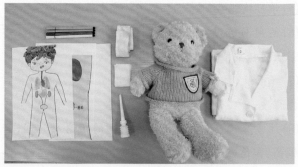

图 4-5-2　"我是肾穿小能手"物品

7. 游戏内容

(1)理解安慰:护士对患儿不配合术前相关训练表示理解,采用个性化指导,用通俗易懂的语言解释术前训练的重要性。主动与家长沟通,了解家长的心理需求并提供帮助。

(2)游戏目的:通过模拟医疗场景、角色扮演,让患儿及家长融入操作场景,熟悉肾脏活检术的大致过程,了解术前训练的方法及重要性,引导患儿及家长知晓该检查前后可能出现的问题,从而找到应对方法。

(3)参与规则:游戏时长约30~40分钟,鼓励患儿及家长积极参与。

(4)提供信息:肾脏活检术的正确体位、呼吸配合、消毒皮肤及局麻药腰部应用后的感受、肾脏活检术过程、腰部腹带包扎感受。

(5)学习技能:知晓检查过程中的正确体位、呼吸配合,学会能在床上排便、排尿。

(6)运用和练习:首先,患儿穿上医生的工作服和戴上工作帽子,为小熊玩偶铺上治疗巾,用消毒棉签为玩偶消毒皮肤。然后,应用外用局麻药,告知患儿涂抹后可以减轻玩偶因操作引起的疼痛,也可鼓励患儿和家长在自己手背上涂抹,半小时后感受疼痛刺激。其次,让玩偶取俯卧位,头偏一侧,双手臂上举,屏气下进行模拟穿刺。然后,让患儿为玩偶进行腰部腹带包扎固定,引导患儿抚摸并感受腹带包扎。最后,让患儿告知玩偶需卧床休息,在此期间,需床上排尿、排便(图4-5-3)。

(7)正向反馈:肯定患儿在游戏过程中的正确操作及积极表现,并给予小礼物奖励。

(8)注意事项:护士避免展示穿刺过程、穿刺物品,以免增加患儿焦虑。

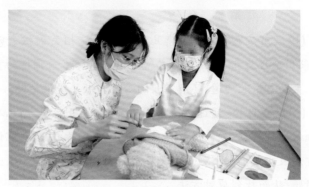

図 4-5-3 "我是肾穿小能手"游戏

场景五

肾脏活检术后需要一定时间卧床休息,患儿久卧后肢体酸痛,倍感无趣,要求下床活动。

【问题分析】

肾脏活检术后可能会出现血尿、肾周血肿、腰痛等并发症,患儿需要卧床休息。由于病床活动空间狭小且活动受限,导致患儿身心不适,不愿卧床休息。

【干预措施】

游戏 5: 我是小哨兵

1. 设计理念　让卧床患儿扮演小哨兵,利用哨兵站岗放哨时不能随意走动的游戏规则来提高患儿的自我控制能力,促使患儿在游戏中保持卧床休息。

2. 适用年龄　>5 岁。

3. 适合人数　1~5 人。

4. 引导人员　家长或护士。

5. 游戏场所　病房床边。

6. 物品准备　小奖品。

7. 游戏内容

(1)理解安慰:对需要卧床休息、不能下床活动表示理解,告知卧床休息的重要性和必要性。

(2)游戏目的:通过扮演哨兵站岗放哨坚守岗位的游戏,增加患儿配合度。

(3)参与规则:游戏时长 10~15 分钟,鼓励同病房需要卧床休息的患儿及家长参与,轮流充当"敌人"。

(4)提供信息:游戏的具体方案和注意事项,卧床休息的重要性。

(5)学习技能:学会正确更换体位以及缓解长时间卧床休息导致不适的方法。

(6)运用和练习:患儿及同病房伙伴扮演哨兵,家长扮演"敌人","敌人"尝试用各种方式来让哨兵活动离位(如扮鬼脸、讲笑话、发出奇怪的声音等),哨兵离位了就判失败出局,可以重复几轮,坚持到最后的判为获胜者,可以获得小奖品。

(7)正向反馈:对认真参与的患儿给予肯定及颁发奖品。

(8)注意事项:合理掌握游戏时间,避免患儿过度兴奋而影响休息。

场景六

患儿病情反复,进展为终末期慢性肾脏病,给予肾脏替代治疗,腹部留置腹膜透析管,放入透析液后,患儿感觉腹部不适,拒绝腹膜透析操作,家长束手无策。

【问题分析】

首次腹膜透析操作中,腹透液进入患儿体内可能会引起腹部坠胀感、牵拉感等不适,患儿及家长对腹膜透析治疗的认知不足,没有切身体验,处于紧张状态,不配合操作。

【干预措施】

游戏6：我给肚肚洗个澡

1. 设计理念　用给"我给肚肚洗个澡"的游戏来模拟腹膜透析,让患儿在游戏中了解腹膜透析过程,增加对该操作的认知,提升配合度。

2. 适用年龄　>5 岁。

3. 适合人数　1~4 人。

4. 引导人员　护士。

5. 游戏场所　游戏室。

6. 物品准备　腹膜透析专用模具娃娃、腹膜透析管、纱布、胶带、腹膜透析液替代品(图 4-5-4)。

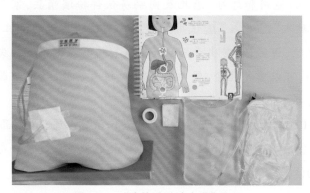

图 4-5-4　"我给肚肚洗个澡"物品

7. 游戏内容

(1)理解安慰:护士对患儿及家长缺乏腹膜透析认知而导致操作不能进行表示理解,鼓励患儿及时表达自己的想法。

(2)游戏目的:通过"我给肚肚洗个澡"互动游戏让患儿及家长了解腹膜透析相关知识,促使患儿接受腹膜透析操作。

(3)参与规则:分次进行,每次游戏时长不超过 30 分钟,家长共同参与。

(4)提供信息:腹膜透析的过程及注意事项。

(5)学习技能:知晓腹膜透析操作的过程、相关知识及日常护理。

(6)运用和练习:患儿在腹膜透析模具上正确将导管与腹膜透析液连接,用透析液给娃娃的"肚肚洗个澡",直观感受透析液进、出腹腔过程,让家长及患儿在游戏中逐渐熟悉腹膜透析操作(图4-5-5)。

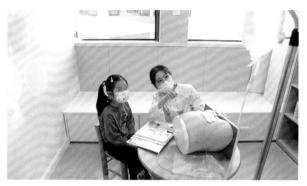

图4-5-5 "我给肚肚洗个澡"游戏

(7)正向反馈:对于主动参与并融入游戏者给予表扬和肯定。

(8)注意事项:游戏中注意评估患儿的活动耐受程度,避免损坏模具。

(李东燕)

第六节
血液科急性淋巴细胞白血病患儿的游戏辅导

小儿血液肿瘤内科常见的疾病有白血病、恶性淋巴瘤、再生障碍性贫血、朗格汉斯细胞组织细胞增生症等,其中急性淋巴细胞白血病(acute lymphoblastic leukemia,ALL)发病率最高,占儿童白血病的72.4%。ALL的主要治疗手段是化疗药物治疗,其应用会导致患儿出现一系列化疗相关症状,如脱发、食欲下降、癌因性疲乏等,有些甚至由于中性粒细胞缺乏引发严重感染,最后危及生命。同时,治疗过程中需长期反复多次的化疗、骨髓穿刺、腰椎穿刺,给患儿造成巨大的心理负担。为缓解患儿和家长的恐惧和焦虑,提高依从性,顺利结束化疗周期。小儿血液肿瘤内科护理团队将儿童医疗辅导游戏融入急性白血病教育的各个场景中,现以 ALL 为例,分享儿童医疗游戏辅导在其中的应用。

场景一

患儿,女,5 岁 3 个月,确诊"急性淋巴细胞白血病 4 天",带输液港入院,右锁骨下可见一 2~3cm 手术瘢痕。入院后护士遵医嘱给予输液港扎针采集血标本,见患儿头右倾,颈僵直,不配合操作,家长焦虑且无法安抚患儿。

【问题分析】

患儿对医院环境陌生,对侵入性操作恐惧,害怕扎针疼痛;家长对疾病知识缺乏,担心预后不良及各种检查、治疗给患儿造成痛苦,充满担忧和焦虑。

【干预措施】

游戏 1:我给小蝴蝶输液

1. 设计理念　在模型上演示输液港扎针,并通过蝴蝶针采血和输液,让患儿及家长知晓整个过程以及该过程中减轻疼痛的措施,缓解穿刺前患儿和家长的恐惧、焦虑情绪。

2. 适用人群　>3 岁。

3. 适合人数　1~6 人。

4. 引导人员　护士。

5. 游戏场所　游戏室。

6. 物品准备　装有输液港的人体模型、道具服装、棉签、敷贴、无损伤蝶翼针、无针头注射器、利多卡因软膏替代品、视频播放器（图 4-6-1）。

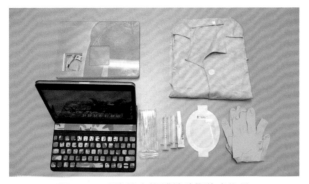

图 4-6-1 "我给小蝴蝶输液"游戏物品

7. 游戏内容

（1）理解安慰：患儿对输液港扎针非常恐惧，家长对这一操作也很焦虑。对患儿及家长的负性情绪表示理解，耐心解释此项操作的优越性以及安全性。

（2）游戏目的：通过该游戏，减轻患儿的恐惧心理，做好输液港扎针的心理建设，从而提高输液港扎针的配合度。

（3）参与规则：告诉患儿和家长，活动场所要保持安静，活动时间约 20~30 分钟，需要家长一起参与。

（4）提供信息：输液港的人体模型、输液港扎针时的体位、涂抹麻药和消毒时的皮肤感觉、输液港扎针后的相关注意事项、扎针过程中的放松技术。

（5）学习技能：患儿学会输液港扎针时需配合的体位，扎针过程中如何放松自己。护士和患儿、家长一起通过"我给小蝴蝶输液"这一游戏来展示和练习以上相关技能。

（6）运用和学习：护士给人体模型港体部位涂上利多卡因软膏，告诉患儿半小时后神奇的保护作用开启。给人体模型摆好体位，告知家长和患儿正确的体位，便于小蝴蝶顺利停留在身上。给人体模型港体部位的皮肤消毒,告知消毒时皮肤凉凉的感觉。学会游戏过程中和医务人员配合数数字、看视频或者讲故事以分散注意力(图4-6-2)。

(7)正面反馈:对患儿和家长的每一次提问、回答、参与都给予及时的肯定和表扬。

(8)注意事项:避免在游戏内容中展示具体的输液港扎针过程以及看不见的场景,游戏道具不能出现尖锐物品。

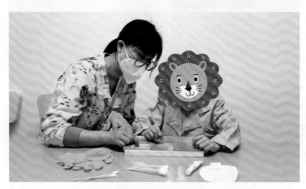

图 4-6-2 "我给小蝴蝶输液"游戏

场景二

入院第3天,医生向家长讲述病情和治疗方案,进行化疗前谈话,家长对治疗期间如何照护患儿感到焦虑和迷茫;责任护士建议患儿在化疗前剃除头发,患儿担心自己变丑,被小伙伴嘲笑,不愿配合。

【问题分析】

头皮含有大量毛囊、皮脂腺和汗腺,会分泌油脂和汗液,需要定时清洁。患儿由于化疗后粒细胞缺乏,导致抵抗力变弱,不能定时清洁头发,增加了感染风险。家长缺乏对患儿的照护知识,担心自己不能给予患儿最好的照护。患儿有自我形象管理的需求,不愿被随意改变。

【干预措施】

游戏 2:我是小小设计师

1. 设计理念　角色扮演游戏是儿童通过扮演角色,运用想象,借助真实或替代的材料,创造性地反映个人生活的一种游戏。带领患儿和家长亲自动手设计并制作漂亮的帽子,为患儿剃发后依然保持美丽做准备。鼓励患儿坦然接受剃发,并在游戏中告知家属及患儿剃发可以降低感染的发生率,让家属及患儿知晓剃发的目的及重要性。

2. 适用人群　>3 岁。

3. 适合人数　1~6 人。

4. 引导人员　护士。

5. 游戏场所　游戏室。

6. 物品准备　视频播放器、光头人体模型、彩色超轻黏土。

7. 游戏内容

(1)理解安慰:对患儿对自我形象紊乱的担忧和家长对缺乏照护知识的担忧表示理解。引导患儿说出不肯剃发的原因,耐心讲解剃发的必要性以及头发的可再生性。

(2)游戏目的:通过角色扮演,让患儿知晓剃发的目的及重要性,知晓帽子、假发等物品可以维持良好的形象,缓解患儿的担忧,为剃发做好心理建设。

(3)参与规则:告诉患儿和家长,活动场所要保持安静,活动时间约 20~30 分钟,需要家长一起参与。

(4)提供信息:头发生长知识视频;病友剃发后及头发再生后的照片;剃发后的替代物品,如假发、帽子等;剃发后头皮、假发清洁的注意事项。

(5)学习技能:患儿和家长学会剃发需配合的相关事项以及患儿剃发后的头皮、假发清洁相关注意事项。

(6)运用和学习:让患儿练习给人体模型摆好剃发体位,

给模型测量头围尺寸(图4-6-3)。引导患儿利用超轻黏土为模型制作假发,学会简单的发型设计。

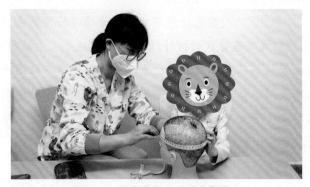

图 4-6-3 "我是小小设计师"游戏

(7)正面反馈:对患儿和家长的每一次提问、回答、参与都给予及时的肯定和表扬。

(8)注意事项:使用的物品需安全无毒。

场景三

入院第4天开始行正式化疗,当天行骨髓穿刺早期评估,并给予腰椎穿刺及鞘内注射化疗。家长对穿刺过程不能陪同表示焦虑;患儿害怕骨髓穿刺及腰椎穿刺疼痛,对这两个操作极度恐惧。

【问题分析】

家长对疾病治疗知识缺乏,担心骨髓穿刺及腰椎穿刺、鞘内注射所带来的并发症。患儿恐惧骨髓穿刺及腰椎穿刺所带来的疼痛。

【干预措施】

游戏3:三打"白骨精"

1. 设计理念 急性淋巴细胞"白"血病治疗过程中,患儿需要多次"骨"髓穿刺抽取骨髓来评估治疗效果。通过拼搭人体模型及护士讲解骨髓穿刺的目的和过程,让患儿和家长了解骨髓穿刺过程,取得术中配合及获取术后护理知识。

2. 适用人群　>3 岁。

3. 适合人数　>2 人。

4. 引导人员　护士。

5. 游戏场所　游戏室。

6. 物品准备　人体拼搭玩具、模型娃娃、无针头注射器、利多卡因软膏替代品、棉签、视频播放器(图 4-6-4)。

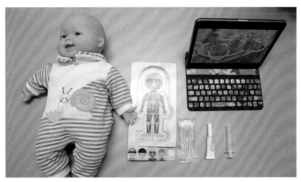

图 4-6-4　"三打'白骨精'"游戏物品

7. 游戏内容

(1)理解安慰:对患儿及家长因骨髓穿刺术产生的负性情绪表示理解。耐心解释骨髓穿刺术是评估治疗效果的必要手段以及操作的安全性。

(2)游戏目的:通过三打"白骨精"游戏,让患儿和家长了解骨髓穿刺过程,有效减轻患儿及家长的恐惧和焦虑,了解减轻疼痛方法,同时提高患儿的检查配合程度。

(3)参与规则:游戏时长约 15~20 分钟,需要家长一起参与。

(4)提供信息:人体骨骼框架、骨髓的生理知识、骨髓穿刺时的体位、骨髓穿刺成功后针眼按压的时间以及针眼护理相关注意事项。

（5）学习技能：患儿学会正确摆放骨髓穿刺的体位、穿刺过程中的放松方法，家长学会预防出血和感染相关注意事项。

（6）运用和学习：让患儿给人体模型摆好体位并在胸骨涂上止痛软膏。学会操作过程中如何与医务人员互动来分散注意力。学会骨髓穿刺结束后如何按压针眼（图4-6-5）。

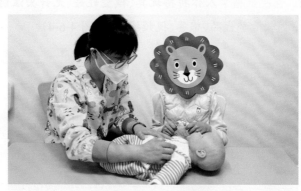

图 4-6-5 "三打'白骨精'"游戏

（7）正面反馈：对患儿和家长的每一次提问、回答、参与都给予及时的肯定和表扬。

（8）注意事项：游戏道具不能出现尖锐物品，游戏环节要正面反馈，避免批评。

游戏 4：打"腰"怪

1. 设计理念：通过给娃娃进行腰椎穿刺并进行鞘内注射的游戏，让患儿和家长了解腰椎穿刺、鞘内注射的过程，减少家长焦虑和患儿的恐惧。

2. 适用人群　>3 岁。

3. 适合人数　3~6 人。

4. 引导人员　护士。

5. 游戏场所　游戏室。

6. 物品准备　模型娃娃、消毒棉签、无针头注射器、无菌纱布、无菌手套、胶带、利多卡因软膏替代品、视频播放器（图4-6-6）

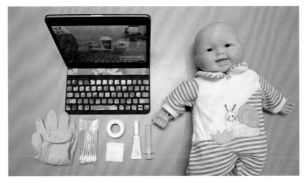

图4-6-6　"打'腰'怪"游戏物品

7. 游戏内容

（1）理解安慰：对患儿和家长因腰椎穿刺术产生的恐惧和焦虑表示理解。耐心解释腰椎穿刺和鞘内注射是治疗这一疾病的必要手段以及此操作的安全性。

（2）游戏目的：向患儿及家长讲解游戏的目的是帮助小朋友增加"能量"打"怪兽"，减少患儿的恐惧心理，从而提高操作过程的配合度。

（3）参与规则：告诉患儿和家长游戏时间约20~30分钟，需要家长一起参与。

（4）提供信息：奥特曼打怪兽的视频、操作间环境图片、脑脊液的生理知识、腰椎穿刺时的体位、腰椎穿刺后卧床体位及时间等注意事项。

（5）学习技能：患儿学会摆腰椎穿刺时的体位，腰椎穿刺过程中如何放松自己，家长学会腰椎穿刺后如何将患儿抱回到病床。

（6）运用和学习：让患儿给人体模型摆好体位，给腰部皮肤消毒,练习分散注意力的方法(图4-6-7)。

(7)正面反馈:对患儿和家长的每一次提问、回答、参与都给予及时的肯定和表扬。

(8)注意事项:避免在游戏内容中展示具体的腰椎穿刺、鞘内注射过程以及看不见的场景,游戏道具不能出现尖锐物品。

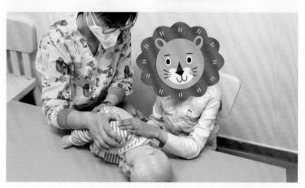

图4-6-7 "打'腰'怪"游戏

场景四

入院第7天,患儿白细胞呈下降趋势,家长焦虑,担心儿童出现感染而危及生命,但不知道怎样才能更好地预防感染。

【问题分析】

入院后经过护士反复宣教,家长已经知道化疗患儿预防感染的重要性,但对具体的防感染措施依然心里没底,害怕一时的疏忽导致严重的后果。

【干预措施】

游戏5:我是防"感"小达人

1. 设计理念 通过讲解预防感染的措施和方法,让家长和患儿明白洗手、戴口罩是其中两项最重要的措施。通过开展"我是防'感'小达人"游戏,让患儿和家长熟练掌握七步洗手法及正确的口罩佩戴方法,把好预防感染的第一关。

2. 适用人群　>3 岁。

3. 适合人数　>2 人。

4. 引导人员　护士。

5. 游戏场所　游戏室。

6. 物品准备　免洗手液。

7. 游戏内容

(1)理解安慰:患儿对频繁洗手、持续佩戴口罩的原因不理解,家长对于是否能掌握具体的防感染措施也很焦虑,对家长的焦虑、迫切心情表示理解,耐心解释洗手、戴口罩是预防感染的两项重要防护措施。

(2)游戏目的:向患儿及家长讲解游戏的目的是帮助小朋友持续抵抗"小怪兽"的攻击,减少患儿排斥心理,从而提高洗手、佩戴口罩的依从性。

(3)参与规则:告知患儿和家长游戏时间约为 10~15 分钟,需要家长一起参与。

(4)提示信息:七步洗手法、戴口罩的视频和图片、洗手时机及洗手持续时间。

(5)学习技能:家长和患儿学会七步洗手法、正确戴口罩的方法。知晓洗手时间及时机。

(6)运用和学习:让患儿演示七步洗手法及口罩佩戴方法,并由患儿邀请家长一同练习,由患儿做评委,指出家长在这一过程中的错误和缺点,巩固防感知识。

(7)正向反馈:对患儿和家长的每一次提问、回答、参与都给予及时的解答、肯定和表扬。

(8)注意事项:避免在游戏过程中,速干手消毒液触碰口腔、鼻腔、眼球等。

入院第 10 天,患儿白细胞计数为 1.2×10^9/L,中性粒细胞绝对值为 0.39×10^9/L,入住层流床。因空间受限,活动量明显减少,家长担心患儿长时间卧床导致肌肉萎缩、肌力下降。

【问题分析】

入院后经过护士反复宣教,家长已经知道治疗期间运动的重要性,但对入住层流床后的运动方式不清楚,害怕长时间的卧床不动导致严重的后果。

【干预措施】

游戏 6:我的肌力我做主

1. 设计理念　通过观看床上运动的视频及对每个动作关键点的解析,让家长和患儿明白运动是预防肌肉萎缩、促进新陈代谢的重要举措。通过开展"我的肌力我做主"游戏,让患儿熟练掌握床上运动的各个动作要领,有效防止肌肉萎缩,减轻化疗相关副作用。

2. 适用人群　>3 岁。

3. 适合人数　1 人。

4. 引导人员　护士。

5. 游戏场所　床边。

6. 物品准备　视频播放器。

7. 游戏内容

(1)理解安慰:对家长担忧患儿活动能力减退的负面情绪表示理解,耐心解释适当合理运动可有效预防肌肉萎缩和肌力减退。

(2)游戏目的:通过对自制床上运动视频的观看及练习,让患儿学会适当合理的床上运动,达到预防肌肉萎缩的目的。

(3)参与规则:运动时长 10~15 分钟,以患儿不感到疲劳为宜。活动可由主动及被动运动结合，需要家长协助患儿运动。

(4)提供信息：自制的床上运动视频，四肢肌力、关节活动的健康知识，床上活动时需要采取的体位和活动顺序。

(5)学习技能：患儿学会床上活动方式，在活动中如何通过收缩、屈伸等锻炼肌力，告知患儿长久卧床后初次锻炼会有肌肉酸胀、抬高肢体时抖动等表现，运动需要循序渐进，教会家长在旁协作时如何评估患儿是否劳累、疲乏，防止活动过度（图4-6-8）。

(6)运用和学习：患儿在家长的协助下根据视频模仿运动，护士在旁提问每个动作的要领，邀请患儿来抢答，护士进行纠正及再次指导。

(7)正向反馈：对患儿和家长在活动中提出的疑问、回答、参与都给予及时的肯定和表扬，并为患儿颁发小礼品。

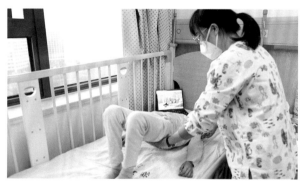

图4-6-8　"我的肌力我做主"游戏

(8)注意事项：游戏中注意劳逸结合，循序渐进，避免在游戏过程中过分强调动作的完成度，游戏前评估患儿病情及活动能力。告知家属在活动时注意安全、避免碰撞等注意事项，虚弱的患儿以适当按摩、被动活动为主。

（王燕青　陈秀萍）

第七节
肿瘤外科神经母细胞瘤终末期患儿的游戏辅导

小儿肿瘤外科常见的疾病有神经母细胞瘤、肾母细胞瘤、肝母细胞瘤、软组织肉瘤、生殖细胞肿瘤等恶性肿瘤。神经母细胞瘤（neuroblastoma，NB）是小儿最常见的颅外实体肿瘤，患病率为(3~10)/100万，肿瘤发病部位隐匿，早期诊断难，预后差，病死率高。由于儿童和青少年处于独特的认知和生理发育阶段，肿瘤终末期患儿情绪波动大，有着较高的敏感性和脆弱性，他们无法像成人一样具有完备的心理防卫机制，没有办法很好地处理疾病和疾病带来的影响，往往会存在沉默、离群、孤独感及失控感等表现。如何缓解终末期患儿的身心痛苦，维护生命尊严，安宁度过生命最后阶段，同时使患儿家属得到慰藉，是终末期患儿护理的重点。肿瘤外科护理团队将儿童医疗辅导游戏融入终末期肿瘤患儿的护理管理中，以期为终末期患儿提供专业的、个性化的护理服务，现以神经母细胞瘤终末期患儿为例，分享儿童医疗游戏辅导在其中的应用。

场景一

患儿，男，13岁，因确诊"神经母细胞瘤4年，复发2年余"，拟"恶性肿瘤终末期、骨转移"收治入院。患儿面色苍白，消瘦貌，食欲缺乏，营养评估为重度营养不良。入院后医嘱给予静脉营养支持、芬太尼贴片止痛治疗，患儿拒绝配合，表示在医院治疗无效，要求回家。

【问题分析】

患儿确诊后长期在医院接受各种检查和治疗,现在腿部骨转移引起疼痛。面对自己现阶段的身体状态,对疾病的预后丧失信心,不愿意坚持医生制订的治疗方案。

【干预措施】

游戏1:我是Superman

1. 设计理念　通过观看《摔跤吧!爸爸》这部电影,主角不畏艰苦、坚持不懈,实现了自己的梦想。电影通过英雄爸爸的事迹,鼓励患儿勇敢的对抗病魔,起到正性激励作用,对抗消极的心态。

2. 适用年龄　6~18岁。

3. 适用人数　1人。

4. 引导人员　护士、家长。

5. 游戏场所　床边。

6. 物品准备　视频播放器、床头支架。

7. 游戏内容

(1)理解安慰:及时和患儿及家长进行沟通交流,对患儿的感受、行为表示理解。

(2)游戏目的:通过鼓励家长一起看电影帮助患儿缓解消极的情绪。

(3)参与规则:观影时间根据患儿喜好而定,邀请父母共同参与。

(4)提供信息:影片情节预告。

(5)学习技能:通过观看影片转移注意力,避免消极情绪出现。

(6)运用和练习:看完影片后,护士或家长和患儿一起交流电影主题、电影人物、情节、观后感,如主人公的梦想是什么,经历了哪些困难,获得成功的原因。

(7)正向反馈:表扬患儿表达自己的观后感,肯定患儿对影片中的积极情绪的正确认识。

(8)注意事项：护士或家长在观影过程中避免人为中断观影；如果患儿在观影过程中表现出不适或者发生病情变化，立即停止观影。

场景二

除了睡觉时间，患儿几乎都在玩电子游戏，妈妈让他停止一下，适当休息，他对妈妈的话置之不理。

【问题分析】

长时间在医院接受治疗，离开学校与伙伴使得患儿丧失社交关系，通过网络游戏逃避现实、麻痹自我。

【干预措施】

游戏 2：陪伴你、倾听我

1. 设计理念　通过使用情绪卡牌的方式来促进患儿对情绪/情感的认知、辨识和表达，探索生活事件与情绪之间的关联。通过参与情绪卡牌游戏了解患儿当下的情感和心理需求，用倾听的方式与患儿沟通，鼓励患儿陈述自己的故事和想法，在温馨的氛围中察觉到关爱，不知不觉中感受到疗愈。

2. 适用年龄　6~18 岁。

3. 适用人数　1~5 人。

4. 引导人员　护士或社工。

5. 游戏场所　游戏室或床边。

6. 物品准备　情绪卡牌。

7. 游戏内容

(1)理解安慰：理解患儿当时的想法和行为特点，表示我们都愿意倾听他内心的真实想法，和他一起渡过难关。

(2)游戏目的：通过情绪卡牌了解并缓解患儿的真实感受

和想法。

(3)参与规则：游戏时长15~20分钟。

(4)提供信息：情绪词汇含义。

(5)学习技能：理解情绪卡牌中情绪词汇的含义，并能表达情绪和生活事件的关联。

(6)运用和练习：在游戏互动过程中了解患儿及家长的故事，多倾听、多陪伴，通过情绪卡牌的游戏方式，让患儿倾诉内心感受，与参与者建立互相理解的关系（图4-7-1）。

(7)正向反馈：积极肯定患儿对情绪的表达。

(8)注意事项：参与者在游戏过程中需要全身心陪伴；注意观察患儿的情绪和病情变化，必要时停止游戏。

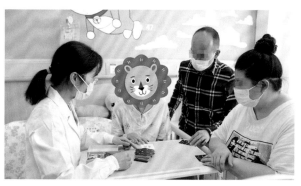

图4-7-1　和患儿一同玩"陪伴你，倾听我"游戏

场景三

由于长期静脉高营养治疗，患儿肝功能出现异常，遵医嘱停用静脉高营养液。护士发现患儿家长在走廊窗户边默默流泪，无助地看着窗外。

【问题分析】

家长在面对患儿的疾病时，会感到内疚、自责或无助，这种情绪会让他们感到无法承受。患儿经历很多痛苦和不适,让家长感到非常难过。家长又担心孩子的病情恶化,害怕失去孩子,感到无助和绝望。

【干预措施】

游戏3:留下爱、翻翻我

1. 设计理念　用摄像机记录下终末期患儿和家人的温馨瞬间,全家人一起制作一本纪念册,共同回顾在其成长过程中度过的美好瞬间,为家人留下更多温暖的回忆。

2. 适用年龄　所有年龄段儿童。

3. 适用人数　患儿与家庭成员。

4. 引导人员　护士或社工。

5. 游戏场所　以患儿舒适为宜,安排合适的拍摄环境。

6. 物品准备　摄像道具、化妆品、空白纪念册、相片、彩笔、贴纸、花边剪、固体胶等(图4-7-2)。

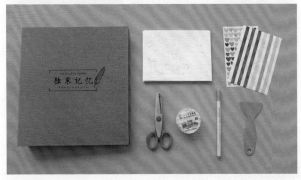

图4-7-2　"留下爱,翻翻我"物品

7. 游戏内容

(1)理解安慰:和患儿及家长进行沟通交流,同理患儿及家长的感受和行为,表示尽我们所能来帮助他们。

(2)游戏目的:通过一起拍摄全家福照片及制作纪念册,鼓励亲人之间多表达情感,使患儿感受到安全、被爱与支持。

（3）参与规则：根据身体状况分次进行。

（4）提供信息：活动安排、制作纪念册的相关物品、电子版设计模板。

（5）学习技能：通过拍摄全家福和制作纪念册，能和家人表达情感需求。

（6）运用和练习：根据患儿的身体状况，在保证安全的前提下，选择合适的拍摄场所；让家长和患儿进行互动游戏，记录患儿最美丽的笑容；拍摄完成后由家长和患儿一起动手把照片制作成一本纪念册，里面写下最想对家人说的话，留下最温暖的回忆（图 4-7-3）。

（7）正向反馈：表扬患儿的积极参与，肯定患儿和家人之间情感的交流。

（8）注意事项：拍摄过程中需要密切关注患儿及家长的情绪变化；如果患儿在游戏过程中表现出不适或者发生比较明显的情绪变化，应立即停止游戏。

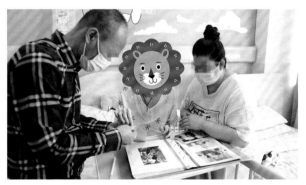

图 4-7-3　制作纪念册

游戏 4：印印相爱

1. 设计理念　千言万语汇聚成用手掌印出的爱心，表达对家人辛苦付出的感恩。

2. 适用年龄　6~18 岁。

3. 适用人数　1人。

4. 引导人员　护士或社工。

5. 游戏场所　床边或游戏室。

6. 物品准备　安全无毒的彩色颜料、颜料盘、小刷子、红色和白色卡纸、花边剪、固体胶、彩色笔等,也可以购买掌印画套装(图 4-7-4)。

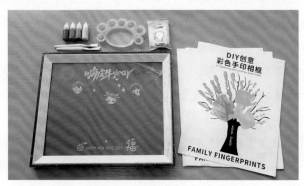

图 4-7-4　"印印相爱"物品

7. 游戏内容

(1)理解安慰:理解患儿和家长当时的感受和行为,表示会和他们一起面对。

(2)游戏目的:让患儿与其家人通过游戏在陪伴中对彼此表达爱与感恩。

(3)游戏规则:活动时长为 10~20 分钟。父母共同参与。

(4)提供信息:可以为事先设计好的有象征意义的掌印画的形式,也可以由患儿及家长在绘制过程中自由发挥。

(5)学习技能:让患儿和其家长在游戏过程中学会如何道谢和表达爱意。

(6)运用和练习:患儿学会如何制作掌印画,在和谐的环境中自如地表达自己对家人的爱和依恋或表示感谢。

(7)正向反馈:表扬患儿积极参与活动,肯定患儿对家人表达爱意和谢意的行为。

(8)注意事项:参与人员在掌印画游戏过程中需要全身心的陪伴;如果患儿在游戏过程中表现出不适或者发生病情变化,应立即停止游戏。游戏结束后及时洗手,去除手掌上的颜料。

场景四

在交流中,患儿清楚自己的病情,无过大的情绪波动,能配合治疗。护士和患儿讨论梦想,患儿表示喜欢唱歌、听乐队演奏,梦想过当乐队主唱,但现在不知道这个梦想还能不能实现。

【问题分析】

尽管患儿已接受疾病的现况,但内心深处仍然希望有机会实现自己的梦想。

【干预措施】

游戏5:小小音乐会

1. 设计理念　生命的价值不在于长度,而在于宽度。如果能将每一天过得有意义,那生命便可以无限延长。在心愿达成的过程中赋予患儿"生命的目的与意义",好好地活在当下,引导其价值取向,可以感受爱、喜悦、平静与成就,帮助其自我超越。

2. 适用年龄　6~18岁。

3. 适用人数　数人。

4. 引导人员　护士、社工、擅长音乐的志愿者、家长。

5. 游戏场所　床边。

6. 用物准备　各类乐器。

7. 游戏内容

(1)理解安慰:和患儿及家长进行沟通交流,同理患儿的感受、行为,表示能够提供帮助。

(2)游戏目的:患儿在游戏过程中梦想得到满足,心中的牵挂能够释怀,以另外一种方式成就自己与他人,并与自我、他人、外在环境建立互动关系。

(3)参与规则:联系乐队社团,定下时间邀请他们来为患儿们演奏音乐会。

(4)提供信息:满足患儿需求的"音乐会"安排。

(5)学习技能:通过在参与者面前大胆地演唱来表现自己,实现梦想。

(6)运用和练习:让患儿先熟练演唱歌曲,演出时乐队配音合作,拍摄演唱视频(图4-7-5)。

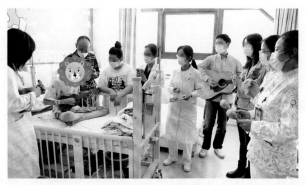

图4-7-5　小小音乐会

(7)正向反馈:肯定患儿的勇敢演唱。对患儿的表现应当不断给予鼓励和赞许。

(8)注意事项:参与人员需要全身心的陪伴,如果患儿在游戏过程中表现出不适或者发生病情变化,应立即停止游戏。

场景五

1个月后患儿病情加重,消瘦、食欲缺乏,腿部骨转移处膨隆,遵医嘱给予吗啡持续泵注。患儿及家长对疾病进展表现出失落感,患儿变得沉默不语,常常一个人发呆。

【问题分析】

病情的逐渐恶化使得患儿身体功能和精神状态都日益弱化、消沉,在这个阶段中,患儿对自己即将死亡的事实有所察觉,担心与家人、伙伴分离,因此陷入焦虑与悲伤之中。

【干预措施】

游戏6:一起来寻梦

1. 设计理念 《寻梦环游记》电影表达的主题是"死亡不是生命的终点,遗忘才是"。虽然活着的人看不见死去的人,但彼此的牵挂让这个家依然是完整的。通过这部影片,让患儿坦然面对死亡,知道死亡的归宿,让家长接受孩子的离去,使家长的心灵得到抚慰。

2. 适用年龄　6~18岁。

3. 适用人数　1人。

4. 引导人员　护士或社工、家长。

5. 游戏场所　床边。

6. 物品准备　建议家长购买正版影片《寻梦环游记》。

7. 游戏内容

(1)理解安慰:同理患儿和家长的感受和行为,表示能够提供帮助。

(2)游戏目的:通过亲子一起观看影片,来改变患儿和家长对死亡的认知,以平静的心态面对死亡。

(3)参与规则:患儿在家长的陪伴下一同观看动画电影《寻梦环游记》,观看时长根据患儿喜好而定(图4-7-6)。

(4)提供信息:《寻梦环游记》影片预告。

(5)学习技能:和患儿探讨对死亡的理解是什么,让患儿和家长知晓死亡并不可怕。那些死去的人不会再出现,但他们却永远地活在亲人的心中。通过观影和沟通让患儿和家长懂得死亡的真正含义。

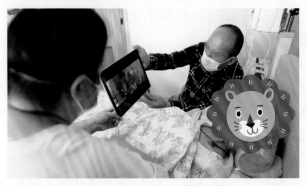

图 4-7-6 "一起来寻梦"场景

（6）运用和练习：一起观看电影，鼓励患儿尽可能表达对死亡的想法和理解。鼓励家长和患儿在这个过程中相互倾诉对彼此的感情。

（7）正向反馈：表扬患儿积极表达观后感。

（8）注意事项：家长需要全身心陪伴；如果患儿在观影过程中表现出不适或者发生病情变化，应立即停止观看；当患儿决定倾诉时，陪伴者勿打断。

（吕丹尼）

第八节
眼科眼睑肿物患儿的游戏辅导

小儿眼科常见的疾病有眼睑肿物、睑内翻和倒睫、上睑下垂、视网膜病变等。眼睑肿物占所有眼附属器肿物的 55.2%。眼睑肿物住院患儿常见的压力来源有眼科常规检查、眼部用药、术后伤口疼痛、双眼敷料覆盖陷入黑暗等，导致患儿焦虑、恐惧心理。这些情绪的变化需要医护人员密切关注以及家长的共同参与。眼科护理团队将儿童医疗辅导游戏融入眼睑肿物教育的各个场景中，现以此为例，分享儿童医疗游戏辅导在其中的应用和实践。

场景一

患儿,男,4 岁,因"发现双眼皮肿胀 1 月余",经门诊保守治疗效果不佳,拟"双侧眼睑肿物"收住入院。入院测生命体征时,患儿哭闹不止,害怕疼痛,不愿配合测量。

【问题分析】

患儿年龄较小,且初次住院,对住院的原因无法完全了解,住院后,由于医院环境陌生,患儿对未知事物充满不安,并且在其既往门诊就诊印象中,医护人员的操作会给他们带来疼痛,以致见到医生、护士便产生恐惧心理,从而对医护人员的接触表现出抗拒行为。此时,患儿便会通过哭闹来释放自己的情绪,从而希望能够逃离这样的环境。

【干预措施】

游戏 1:我是小小护士

1. 设计理念　生命体征测量操作本身对患儿生理上并不会造成不适,对测量操作的抗拒大多源于患儿的心理。与患儿一起进行游戏,一方面,可以使患儿对医院以及医护人员不再感到陌生、害怕;另一方面,可以通过提前让患儿接触相关仪器,增加其对各类仪器的熟知度。通过游戏的方式让患儿放下防备心理,了解生命体征的测量操作不会给身体带来疼痛等不适,从而积极配合治疗和各项操作。

2. 适用年龄　3~7 岁。

3. 适合人数　1~5 人。

4. 引导人员　护士。

5. 游戏场所　病区护士站。

6. 物品准备　护士服、模拟玩偶、耳温仪、耳温套、听诊器、血压计、血氧饱和度仪(图 4-8-1)。

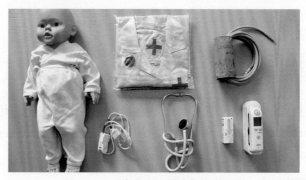

图 4-8-1 "我是小小护士"游戏物品

7. 游戏内容

（1）理解安慰：护士自我介绍，拉近与患儿之间的距离，俯身或蹲下，耐心询问患儿哭闹原因，对患儿情绪表示理解。介绍住院的乐趣，告知可以认识新伙伴。

（2）游戏目的：通过转换身份，在玩偶身上演示，让患儿了解生命体征测量过程，知晓测量不会带来疼痛感，从而愿意接受生命体征的测量。

（3）参与规则：时长 15~20 分钟。护士演示过程中积极鼓励患儿参与。

（4）提供信息：生命体征测量的内容和方法。

（5）学习技能：知晓各项生命体征测量的内容和方法并能主动配合测量。

（6）运用和练习：在护士指导下，鼓励患儿学习并扮演护士角色，给玩偶或其他患儿测量生命体征（图 4-8-2），直至患儿面对生命体征测量不再害怕。①先由护士带领患儿用手指扮演电话，进行传声筒预热小游戏。②通过手指电话引入耳温仪，让患儿触摸耳温仪，告知患儿耳温仪就像是电话一样，不用害怕。③护士在玩偶身上进行测量耳温示范，引导患儿学习，给玩偶测量体温。对于表现好的患儿可以鼓励相互测量耳温。④护士分别示范听诊器、血压计以及血氧饱和度仪操作方法,引导方式同上。

(7)正向反馈:对所有患儿的表现给予肯定,并给予贴纸奖励。

(8)注意事项:做好现场看护工作,提醒患儿测量时动作轻柔,避免患儿与仪器磕碰。

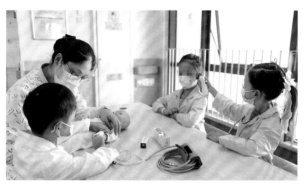

图 4-8-2 "我是小小护士"游戏

场景二

患儿询问家长"我为什么要住院?",表达想要回家的意愿。家长告知患儿需住院手术治疗,否则有失明的可能,患儿听后哭闹着要回家。

【问题分析】

患儿年龄较小,对身体疾病需要手术治疗缺乏认知。同时,家长缺乏眼科知识,与患儿沟通技巧欠缺,导致患儿产生错误的认知,加剧患儿的恐惧情绪。

【干预措施】

游戏2:我是眼球小卫士

1. 设计理念 通过在模型上讲解的方式,让患儿更好地了解眼部结构,演示眼睑肿物的取出过程,观看模型如何恢复健康,并以此了解自己住院的原因,以及手术的重要性。通过演示的方式,告知患儿住院期间术前、术中、术后的整个过程,鼓励患儿做好心理准备,从而积极配合医护人员的治疗和护理。

2. 适用年龄　3~7 岁。

3. 适合人数　1~5 人。

4. 引导人员　护士。

5. 游戏场所　病区护士站。

6. 物品准备　眼球模型、黏土(图 4-8-3)。

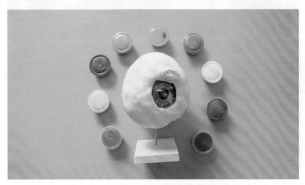

图 4-8-3　"我是眼球小卫士"游戏物品

7. 游戏内容

(1)理解安慰:对患儿因对手术担忧而产生的恐惧情绪表示理解,安抚患儿情绪。

(2)游戏目的:通过模型演示,让患儿了解眼球结构、治疗疾病过程及手术重要性,从而安心住院,配合治疗。

(3)参与规则:时长 20~30 分钟。鼓励患儿和家长积极参与互动。

(4)提供信息:眼球结构、手术目的。

(5)学习技能:患儿知晓眼球结构、眼睑肿物位置、治疗方法。

（6）运用和练习：鼓励患儿在模型上试着取出眼睑肿物，帮助模型恢复健康，争当眼球小卫士。①护士告知患儿包裹眼球的部分是什么，展示制作好的眼球模型，指出眼睑肿物的位置（图4-8-4）；②护士讲解患儿眼睑肿物的危害，让患儿找自己眼睛上的肿物在哪里；③护士示范将模型中的眼睑肿物取出，并帮助眼球模型恢复原来的模样。

（7）正向反馈：对游戏中患儿的积极提问、参与和表现及时给予肯定和表扬，并奖励黏土1份。

（8）注意事项：指导患儿取出肿物时动作轻柔，避免模型被破坏。游戏中如患儿用手指触碰自己的眼部，需适时纠正、避免感染。

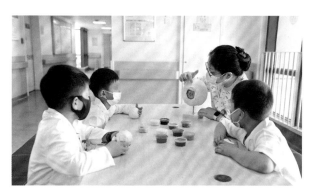

图4-8-4　"我是眼球小卫士"游戏

场景三

患儿入院后，医生给患儿做视力检查时，患儿配合不佳，无法顺利完成检查。

【问题分析】

患儿年龄较小，理解与认知能力欠缺，对视力检查配合度较低，而家长指导能力有限。

【干预措施】

游戏 3：我的眼睛最明亮

1. 设计理念　通过游戏的方式，让患儿更直白地了解做视力检查需要配合的相关事项，而游戏可以让患儿提前体验检查过程，从而更好地配合完成视力检查。

2. 适用年龄　3~7 岁。

3. 适合人数　2~5 人。

4. 引导人员　护士和家长。

5. 游戏场所　病区走廊。

6. 物品准备　玩偶、箭头或卡通图案卡片、视力检测表、遮眼板、指挥棒（图 4-8-5）。

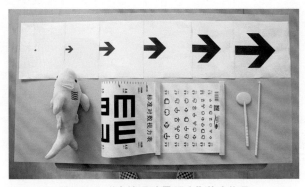

图 4-8-5　"我的眼睛最明亮"游戏物品

7. 游戏内容

（1）理解与安慰：护士拉起患儿的手，做自我介绍，同时介绍参加的小伙伴，降低伙伴之间的陌生感。

（2）游戏目的：通过提前了解眼科检查的方式提高检查成功率。

（3）参与规则：时长 20~30 分钟。引导患儿正确完成视力检测流程，鼓励患儿积极参与。

（4）提供信息：视力表、视力检查的方法及重要性。

（5）学习技能：认识视力表、知晓视力检查的方法和重要性。

（6）运用和练习：①家长站在远处，护士站在家长后方，患儿排成一列纵队；②护士手持一个玩偶，随机让玩偶的一个小部位在家长身体周围任意部位露出；③所有患儿一起抢答，找玩偶露出的部位，以及玩偶所在的位置，拉近与患儿之间的距离，同时将患儿的注意力引到眼睛寻找与辨认方向上，并对所有患儿的表现给予鼓励；④组织进行"闯关猜猜猜游戏"：护士制作大小不一的箭头卡片或卡通图案，患儿站成一排，护士站在患儿近处，出示最大图案卡片，让患儿猜箭头或卡通图案方向，猜对后护士后退一步，并更换更小号的图案卡片，直至到达5m距离（图4-8-6）。对达到最远距离并猜对最小号卡片方向的患儿给予相应奖励；⑤引进卡通视力检测表，并逐步过渡到标准视力检测表，让每一个儿童都参与视力检测体验（图4-8-7）。

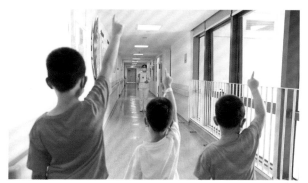

图4-8-6 "闯关猜猜猜"小游戏

（7）正向反馈：对患儿能配合视力检查、积极抢答等良好表现及时给予肯定和表扬。

（8）注意事项：①护士需维持好现场秩序，患儿抢答过程中，要照顾每个患儿的情绪，避免患儿失落；②维持现场安全，避免排队或游戏过程中患儿受伤或者跌倒。

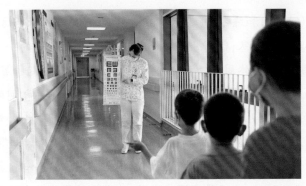

图 4-8-7 视力检测体验游戏

场景四

护士进行术前宣教,告知患儿及家长术后由于眼部存在切口,为保护切口、预防感染、促进切口愈合,术后双眼需予以纱布覆盖。患儿了解后神情紧张地问家长:"遮住眼睛,什么都看不到了,怎么办?"

【问题分析】

术后纱布覆盖术眼,患儿需要在较长时间处于黑暗环境中,会引起黑暗恐惧、视觉障碍,触发患儿较高水平的心理应激,产生恐惧心理和自我保护意识。

【干预措施】

游戏 4:蒙眼大作战

1. 设计理念　为降低术后突然而持久的黑暗产生的心理应激反应程度,帮助患儿对手术状态提前进行评估及预判,减少因未知及状态不确定感而引起的预期焦虑和恐惧,通过游戏的方式,让患儿提前适应黑暗。

2. 适用年龄　3~7 岁。

3. 适合人数　1~5 人。

4. 引导人员　护士。

5. 游戏场所　护士站。

6. 物品准备　纱布、纱布绷带、玩偶。

7. 游戏内容

(1)理解安慰：抚摸或拥抱患儿，对患儿怕黑情绪表示理解，安抚患儿。

(2)游戏目的：通过多种游戏，让患儿在术前对黑暗环境有过体验，提高对黑暗的接受度，从而加强纱布覆盖治疗的配合度。

(3)参与规则：时长 30~40 分钟。护士演示过程中鼓励患儿积极参与，蒙眼后在规定区域内活动。循序渐进地让患儿体会蒙眼，先用纱布遮盖一只眼睛，慢慢过渡到纱布缠绕双眼，直至接受黑暗。

(4)提供信息：纱布敷料覆盖方式、注意事项及重要性。

(5)学习技能：知晓纱布敷料覆盖方式、注意事项及重要性。

(6)运用和练习：①让患儿用纱布包扎玩偶眼睛（图 4-8-8）；②让患儿说出包扎的作用及注意事项；③让患儿参与蒙眼躲猫猫游戏，轮流体验蒙眼感受。

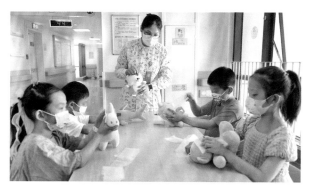

图 4-8-8 "蒙眼大作战"游戏

（7）正向反馈：对患儿积极配合及勇于蒙眼的表现给予肯定和奖励。

（8）注意事项：加强安全管理，做好场地的安全维护，避免患儿游戏过程中追逐等行为产生危险。

场景五

术后第二天，遵医嘱给予眼药水滴眼治疗，拆除眼部敷料后，患儿见家长欲给其滴眼药水，用双手蒙住眼睛拒绝配合。

【问题分析】

患儿年龄较小，对滴眼药水的操作缺乏了解，加之术后切口疼痛，故对眼部接触存在抵触行为。

【干预措施】

游戏 5："点"亮我的世界

1. 设计理念 通过游戏方式，让患儿认识正确滴眼药水的操作流程，减轻其对滴眼药水治疗的恐惧，了解正确滴眼药水不会增加切口疼痛，从而提高术后用药的配合度。

2. 适用年龄 3~7 岁。

3. 适合人数 1~5 人。

4. 引导人员 护士。

5. 游戏场所 护士站。

6. 物品准备 眼药水、玩偶。

7. 游戏内容

（1）理解安慰：拥抱患儿，耐心陪伴，待患儿情绪好转后，护士进行自我介绍，对患儿的害怕情绪表示理解。

（2）游戏目的：让患儿了解滴眼药水的正确方式，减少抵触情绪。

（3）参与规则：时长 20~30 分钟。鼓励患儿与家长积极参与,患儿在玩偶身上进行实践,最后护士现场指导家长进行操作。

(4)提供信息:眼药水的种类及作用、滴眼药水的正确方式。

(5)学习技能:了解眼药水的作用,学会正确配合滴眼治疗。

(6)运用和练习:①护士向患儿及家长展示玩偶,设置情景(玩偶眼睛生病了,需要滴入眼药水治疗);②由护士示范给玩偶的眼睛滴眼药水,告知患儿及家长相关注意事项,再让患儿扮演护士,给玩偶滴眼药水(图4-8-9),让患儿了解滴眼药水的过程并不可怕,是安全的;③对于有治疗需要的患儿,由护士或家长给患儿滴眼药水,让患儿体验滴眼药水的感觉,询问其感受,给予安抚与鼓励,对配合的患儿给予一定的奖励;④游戏结束后,指导家长回到病房后,引导患儿继续练习给玩偶滴眼药水。

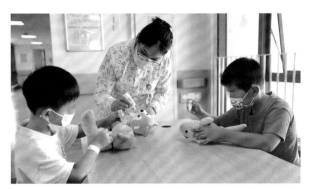

图4-8-9　"'点'亮我的世界"游戏

(7)正向反馈:对积极配合的患儿给予鼓励与表扬,对患儿每一次进步都给予相应的肯定。

(8)注意事项:患儿给玩偶滴眼药水前做好手卫生,在护士或家长的协助下完成游戏,避免眼药水瓶口直接接触玩偶眼睛导致眼药水污染。

(裘 妃)

第九节
神经外科颅内肿瘤患儿的游戏辅导

小儿神经外科常见的疾病有颅内肿瘤、先天性神经管闭合不全、先天性脑积水、颅脑外伤等,这些疾病的特点是治疗周期长,需要手术治疗。其中颅内肿瘤的治疗和护理较为复杂,术前需要进行多次 MRI、CT 检查,术后需进行长时间的康复及化疗,多数患儿存在烦躁不安、抗拒治疗、恐惧等表现。神经外科护理团队将儿童医疗辅导游戏融入颅内肿瘤健康教育的各个场景中,缓解患儿和家长在疾病治疗中的恐惧和不安,使其更好地理解治疗目的,配合医疗程序,顺利回归家庭和社会。现以颅内肿瘤为例,分享儿童医疗游戏辅导在其中的应用。

场景一

患儿,女,5 岁,因"头晕、行走不稳 4 天,呕吐 1 天",拟"颅内肿瘤"收住入院。入科时行走不稳,易跌倒,需要搀扶。存在间歇性哭闹,安抚后可缓解。完善 MRI、CT 检查后拟行"脑干肿瘤切除术"。护士在给家长术前宣教时发现患儿一直在哭泣。

【问题分析】

患儿年幼,生理上突发行走不稳,易跌倒,导致正常活动受限。间歇性的头晕让患儿有不舒服的体验。入院后陌生的住院环境、各项检查、有创穿刺等操作,让患儿毫无心理准备。

学龄前期的儿童处于对世界的初步探索阶段,通过网络宣传等途径对手术一知半解,认为手术是一件很可怕的事情,会导致疼痛,会见不到家长。因此,当护士进行手术宣教时,患儿出现哭泣不止的表现。

【干预措施】

游戏1:超级英雄

1. 设计理念 超级英雄拥有智慧、善良、力量,以及纠正错误、阻止灾难的价值观。学龄前期儿童日常会通过阅读书籍、观看视频等途径对超级英雄有一定的认知能力。他们打倒怪兽、克服困难、取得胜利的故事对孩子特别有吸引力,是小朋友心中的理想化榜样。目前学龄前期儿童喜欢的超级英雄有孙悟空、汪汪队长、猪猪侠等。讲述患儿心中超级英雄的故事,能让患儿意识到,自己可以像超级英雄一样,打败敌人、战胜困难、勇往直前。这种正能量的传递可以让患儿更坚强、更勇敢,也能更好地配合治疗,减轻患儿的焦虑不安和恐惧。

2. 适用年龄 4~10岁。

3. 适合人数 1人或多人。

4. 引导人员 护士或家长。

5. 游戏场所 床边或游戏室。

6. 物品准备 超级英雄相关书籍或影视作品,影视设备(如投影、平板电脑等)。

7. 游戏内容

(1)理解安慰:对患儿术前担心、害怕等情绪反应表示理解。俯身安慰哭泣的患儿,拉近与患儿的心理距离,同时了解哭泣的原因。树立榜样作用,告知患儿同病室相同疾病患儿的康复情况,建立患儿对医护人员的信任和战胜疾病的信心。询问患儿,明确患儿心中的英雄人物代表。

(2)游戏目的:通过书籍或影视观看的形式激发患儿心中

"抗击病情、克服病魔"的潜在力量。增强患儿战胜疾病的信心,减轻恐惧。

(3)参与规则:活动时长为20~30分钟。向患儿解释活动目的、内容及配合要求,争取患儿配合。邀请父母共同参与。

(4)提供信息:①主讲人概述英雄人物的整体形象,这部分可以由主讲人主动概述,也可以由患儿表达自己对英雄人物形象的理解;②重温英雄人物经典事迹,如本例患儿喜欢艾莎公主,可以重温艾莎公主从害怕自己的魔力,躲到山中,到最后为了家人勇敢迈出自己的封闭城堡,驯服魔力,救回妹妹和国家的片段,体现出艾莎公主战胜自我、坚强果敢、勇往直前等的形象;③引入患儿目前处境,与崇拜的英雄形象作比较。告知患儿手术室环境,全程有医护人员保驾护航,医生会在患儿无痛的情况下完成手术,与艾莎公主驯服魔力的困难比较,不是孤军奋战,让患儿相信自己也可以和医护人员一起打败这意外降临的病魔(图4-9-1)。

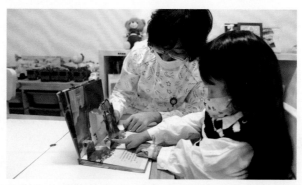

图4-9-1 讲《冰雪奇缘》故事互动

(5)学习技能:通过超级英雄活动,让患儿理解超级英雄的智慧、善良等美好品质,从他们身上汲取力量,可以在父母及医护人员的陪同下获得战胜疾病的信念。

(6)运用和练习:护士或者家长可以反复运用超级英雄的

相关书籍或者视频给患儿讲述或者观看,让患儿能坦然面对手术。

(7)正向反馈:肯定患儿在听故事过程中主动与同伴分享超级英雄故事的行为。

(8)注意事项:①选择儿童喜欢的超级英雄故事;②活动过程中有问题可以举手示意,问题得到解决后再继续,确保完全理解故事内容;③讲述英雄故事时,主讲者需要以患儿的角度去讲述,偶尔暂停与患儿沟通,确保患儿能理解故事的内容,使其对故事的内容感同身受;④主讲者不能诋毁英雄人物在患儿心中的形象;⑤活动中其他人员以配合者身份参与。

场景二

患儿诊断为颅脑肿瘤,手术前需要剔除头发。手术当天早晨,患儿被告知剃头发时,哭闹不安,躲入被窝不肯出来,并大喊:"不要!不要!我不要剃光头!"父母劝解无济于事。

【问题分析】

头部浓密的毛发及大量的毛囊和腺体,使细菌极易滋生。因此,术前备皮工作是预防手术部位感染的重要环节。但学龄前、学龄期儿童会因为失去了柔顺、可以扎漂亮小辫的秀发而哭泣不止;也会因为术后手术切口暴露影响美观而偷偷哭泣;还会因此担心同学取笑产生退化性心理,内心抗拒上学,无法在术后正常回归社会。很多家长也会因为看到孩子哭泣而难过,但又束手无策。目前,笔者医院神经外科备皮范围已从传统的去除全头毛发逐步转向局部备皮及彻底消毒与清洁。

【干预措施】

游戏2:小小发型师

1. 设计理念 在不增加手术切口感染机会的前提下,满足患儿的形象需求,消除理发恐惧。赋予患儿发型设计师职业,借助模型玩偶开展理发游戏。角色扮演类游戏能够在很大程度上促进儿童对行动的控制力,并且会在游戏内容中模仿大人的行为,制订合理的规则,可以培养儿童的规则意识,理解术前理发的目的,减轻患儿的抗拒情绪,积极配合理发师的发型再造。

2. **适用年龄** 4~10 岁。

3. **适合人数** 1~3 人。

4. **引导人员** 护士和家长。

5. **游戏场所** 游戏室。

6. **物品准备** 带头发的模型玩偶、修剪工具、发圈、发夹。

7. **游戏内容**

(1)理解安慰:理解并尊重患儿维护自我形象的自尊心。温和地与患儿进行沟通,拉近与患儿的心理距离,了解患儿不配合理发的原因。带领患儿看已手术患儿的发型,减轻患儿对理发的排斥情绪。

(2)游戏目的:通过角色扮演让患儿体验发型设计流程,直观感受头发修剪后的发型,配合术前备皮工作。

(3)参与规则:活动时长为 10~20 分钟。活动前向患儿解释活动目的、内容及配合要求。邀请父母共同参与设计发型。

(4)提供信息:经主刀医生确认的头发修剪范围。展示发型图片,患儿自行选择符合手术要求并喜欢的发型。

(5)学习技能:患儿知晓颅脑手术备皮流程,配合术前备皮工作,同时维护自我形象。

(6)运用和练习:在家长或护士协助下,患儿为模型玩偶设计喜欢的发型(图 4-9-2)。

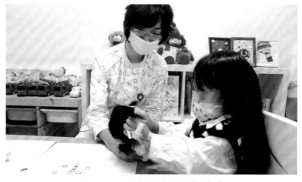

图 4-9-2 "小小发型师"游戏

（7）正向反馈：护士和父母充分肯定患儿设计的发型。活动中充分肯定患儿的审美观。

（8）注意事项：使用安全型修剪工具，防止受伤。

场景三

颅内肿瘤术后常规放置头部皮下引流管，护士通过引流管图片进行术前宣教时，患儿一直低头沉默不语，担心术后引流管留置期间活动受限。

【问题分析】

患儿既往无手术史，对于硬而长的皮下引流管感到陌生，担心留置期间影响活动。

【干预措施】

游戏 3：你好，我是引流管

1. 设计理念　本游戏通过对引流管实物的介绍，与患儿互动，让患儿了解皮下引流管的基本结构、主要作用、材料软硬度，帮助患儿提前对术后留置皮下引流管做好心理准备。

2. 适用年龄　4~16 岁。

3. 适合人数　1~3 人。

4. 引导人员　护士。

5. 游戏场所　游戏室。

6. 物品准备　皮下引流管、模型玩偶、引流管固定用品。

7. 游戏内容

(1)理解安慰：对患儿担心术后留置引流管表示理解。安慰患儿，表明留置期间出现任何不适都能得到专业的照护。

(2)游戏目的：通过对皮下引流管的认识，可以让患儿提前认知、感受引流管，改善患儿紧张的心理，使其更加配合术后引流管的护理。

(3)参与规则：活动时长为20~30分钟。活动前向患儿解释活动目的、内容及配合要求。邀请家长共同参与。

(4)提供信息：皮下引流管结构、性能、材质、软硬度；皮下引流管固定方法；留置引流管期间体位的更换方法。

(5)学习技能：知晓皮下引流管的相关知识，学会引流管留置期间体位更换及活动的技能。

(6)运用和练习：患儿能熟练操作模型玩偶留置皮下引流管期间的体位更换及活动，讲解预防意外拔管的注意事项（图4-9-3）。

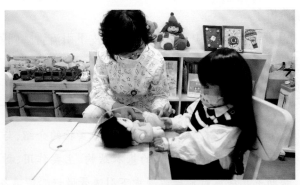

图4-9-3　介绍引流管游戏

(7)正向反馈：充分肯定患儿在活动中的积极表现。

(8)注意事项：活动过程中有问题可以举手示意，问题得到解决后再继续,确保理解。

场景四

患儿颅内肿瘤术后 2 周,根据病理结果,需要做进一步的化学药物治疗,杀灭癌细胞达到治疗目的。患儿输注化疗药后出现恶心、呕吐,精神萎靡,食欲不佳,睡眠紊乱等状况。目前患儿因为害怕呕吐而拒绝进食。

【问题分析】

化疗引起的恶心、呕吐发生率高达 80% 左右,严重时会影响患儿食欲,造成电解质紊乱,降低抗肿瘤治疗的依从性,提供充足的营养有助于降低化疗不良反应、改善生命质量及心理状态。该患儿即使少量进食也会出现恶心、呕吐,这种极其不舒服的体验让患儿害怕进食。

【干预措施】

游戏 4:秀色可餐

1. 设计理念　黏土能自由塑型,激发出儿童的审美力与创造力,获得触觉、动觉和视觉上的愉悦感。触觉刺激如捏、压、挤、拍等感受能舒缓患儿的压力与情绪。

2. 适用年龄　>3 岁。

3. 适合人数　4~6 人。

4. 引导人员　护士。

5. 游戏场所　游戏室。

6. 物品准备　黏土、食物模具。

7. 游戏内容

(1)理解安慰:对化疗中患儿抗拒进食的行为表示理解。

(2)游戏目的:通过"秀色可餐"的黏土制作游戏来分散患儿对恶心、呕吐的注意。同时,制作过程的互动、分享美食可提高患儿的食欲。

（3）参与规则：活动时长为 20~30 分钟。活动前向患儿解释活动目的、内容及配合要求。邀请家长共同参与。

（4）提供信息：黏土制作方法、食物色彩搭配。

（5）学习技能：学会用黏土制作多种食物的方法，懂得如何搭配食物的色彩。

（6）运用和练习：鼓励患儿描述最喜欢的食物，患儿与家长互动制作该食物，黏土烹饪制作中，患儿述说食物带给他/她的感受，与同伴分享黏土的美食作品及制作感受（图 4-9-4）。

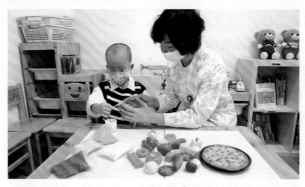

图 4-9-4　用黏土做食物模型

（7）正向反馈：充分肯定患儿制作的各类美食作品。高度赞美患儿在活动中积极与同伴分享的互动行为。

（8）注意事项：防止误食，注意安全。父母积极参与黏土制作，但不干预患儿对美食创造的发挥。

场景五

化疗期间，由于药物的副作用大，不仅躯体上带来呕吐、乏力等不适，而且心理上产生情绪不稳定的现象。护士和家长发现患儿易出现烦躁、愤怒、哭泣、情感掩饰等现象。对于这些情绪转变,家长不知所措。

【问题分析】

化疗期间,为了避免交叉感染,需要相对独立的空间治疗,缺乏与他人的沟通及情绪宣泄。这种沉重的心理负担及身体不适易使患儿恐惧、烦躁、焦虑、猜疑、孤独等,这些负面情绪会影响患儿的生活质量。

【干预措施】

游戏5:画画代表我的心

1. 设计理念 癌症的发生、发展、转归与社会、心理因素有密切的关系,心理干预在治疗中显得尤为重要。绘画能表达出画者内心的想法或者意念,也是儿童的通用语言,能使患儿自然地抒发内心的情绪和感悟,有助于宣泄患儿的不良情绪。

2. 适用年龄 >3 岁。

3. 适合人数 1~5 人。

4. 引导人员 护士和 / 或家长。

5. 游戏场所 游戏室 / 患儿床边。

6. 物品准备 图纸、绘画笔。

7. 游戏内容

(1) 理解安慰:对化疗中患儿不稳定的情绪表示理解。了解患儿情绪不稳定的原因及患儿的需求并给予关怀。

(2) 游戏目的:通过绘画让患儿宣泄负面情绪,陶冶情操,更积极配合治疗。家长可以了解患儿的内心需求,帮助患儿实现愿望。

(3) 参与规则:活动时长为 30~40 分钟。活动前向患儿解释活动目的、内容及配合要求。邀请家长共同参与。

(4) 提供信息:鼓励患儿自由创作。

(5) 学习技能:患儿可通过自由绘画来抒发负面情绪。

(6) 运用和练习:患儿遵循自我内心需求,自由创作,必要时护士或家长可做引导。绘画完成后与同伴分享绘画作品

（图 4-9-5）。

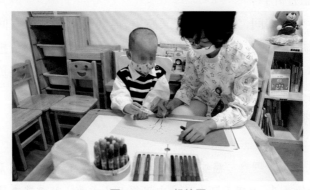

图 4-9-5　一起绘画

（7）正向反馈：充分肯定活动中认真绘画、倾诉真实情感的行为。

（8）注意事项：①不干预患儿的自由创作；②注意统筹与协调，物品准备齐全，以免出现患儿与同伴争抢绘画笔的情况；③引导家长多关注患儿情绪变化。

场景六

患儿出现中重度骨髓抑制，需要皮下注射升白细胞和升血小板的药物。在责任护士进行操作前解释时，患儿开始害怕哭泣，躲进被窝，拒绝皮下注射。

【问题分析】

皮下注射是把药液注射到皮下组织内。患儿有门诊皮下注射的经历，想到细长的针头及注射时的酸痛感，患儿拒绝注射。

【干预措施】

游戏6：我是小小神枪手

1. 设计理念　通过"我是小小神枪手"的游戏帮助

患儿在面临皮下注射操作前做好心理准备。同时,医护人员还能通过游戏来探究患儿对于治疗的内心感受、期望和需求。

2. 适用年龄　3~13 岁。

3. 适合人数　1 人。

4. 引导人员　护士。

5. 游戏场所　游戏室。

6. 物品准备　医疗道具套盒。

7. 游戏内容

(1)理解安慰:对患儿拒绝皮下注射的行为表示理解。护理人员安慰患儿,解释药物注射后可以增强抵抗力,增强下床活动的能力。

(2)游戏目的:让患儿了解皮下注射的过程和操作过程中的配合要点,减轻患儿对操作的恐惧。

(3)参与规则:活动时长为 20~30 分钟。邀请家长共同参与。

(4)提供信息:皮下注射时患儿的体位;皮下注射的流程。

(5)学习技能:患儿通过游戏了解皮下注射流程,知晓皮下注射时体位的摆放及注射后按压技能。家长学会在注射期间做好安抚工作,使患儿更勇敢、坚强。

(6)运用和练习:患儿能在护士引导下给模型娃娃摆好皮下注射的体位并进行注射(图 4-9-6)。家长在此操作过程中演示分散模型娃娃注意力的方法。

(7)正向反馈:充分肯定活动中患儿认真、积极的行为。

(8)注意事项:体位摆放过程中注意模型娃娃的舒适感。

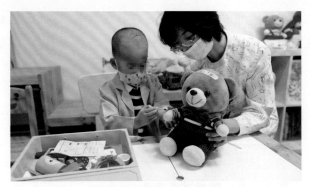

图 4-9-6　"我是小小神枪手"游戏

(虞露艳)

第十节 普外科先天性胆总管囊肿患儿的游戏辅导

　　小儿普外科主要收治先天性胆总管囊肿、先天性巨结肠、腹部外伤、小儿急腹症、腹股沟斜疝等各个年龄阶段疾病的患儿。住院患儿多数需行手术治疗,面对围手术期的术前检查、术前准备、术后管理,患儿会出现不适、紧张、焦虑、恐惧和疼痛等一系列不良心理及生理反应。先天性胆总管囊肿是小儿较常见的胆道畸形,该疾病手术术式复杂,操作难度大,术后并发症多,是一个高风险手术,做好围手术期护理是保证手术成功的关键。普外科护理团队将儿童医疗辅导游戏融入胆总管囊肿围手术期管理的各个场景中,缓解患儿和家长在住院期间的恐惧和焦虑,使其更好地理解治疗目的,配合医疗程序。现以小儿先天性胆总管囊肿为例,分享儿童医疗游戏辅导在其中的应用。

患儿,女,5 岁 4 个月,因"间断腹痛 2 年,再发 5 天",拟"胆总管囊肿"收治入院。B 超提示胆总管囊肿,内可见胆泥。入院后立即予以禁食、护肝、补液、生长抑素静脉泵注治疗。预约次日行磁共振胰胆管成像(magnetic resonance cholangiopancreatography,MRCP)检查,因检查前需禁食,检查中要制动,时间较长,空间相对密闭且伴有噪声,家长担心患儿检查失败影响手术安排。

【问题分析】

患儿处于学龄前期,对禁食、制动、噪声的耐受能力差,家长担心患儿在检查过程中不配合导致检查失败,从而耽误手术安排。

【干预措施】

游戏 1:我是小小木头人

1. 设计理念　磁共振成像检查需要患儿在噪声环境中长时间制动,但患儿耐受能力差而无法配合。在 MRCP 检查前让患儿先观看相关的动画视频,并在游戏室模拟检查场景,让患儿预体验检查过程,提高检查的成功率。

2. 适用年龄　3~8 岁。

3. 适合人数　1~3 人。

4. 人员准备　护士。

5. 游戏场所　游戏室。

6. 物品准备　视频播放器、磁共振成像检查视频、磁共振成像模拟道具。

7. 游戏内容

(1)理解安慰:护士对家长的担忧表示理解,说明 MRCP 检查的重要性,同时给予心理上的支持。

（2）游戏目的：通过模拟游戏来提高患儿在噪声下长时间制动的耐受力。

（3）参与规则：游戏时长约30分钟。游戏前提醒患儿排尿、排便。

（4）提供信息：磁共振成像检查动画视频、检查相关注意事项。

（5）学习技能：患儿需要平躺于磁共振成像模拟道具中保持静止状态至规定时间（图4-10-1）。

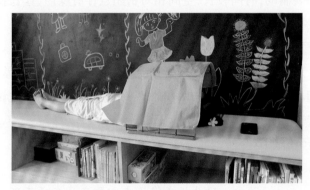

图4-10-1 "我是小小木头人"游戏

（6）运用和练习：护士叫口令"一二三木头人，我们都是木头人，不许说话、不许动"，口令完毕后，患儿需要立即保持静止状态，在规定时间内如果能一直保持不动、不说话、不笑，则为胜利。可通过不断练习，让患儿熟悉并配合这个过程。

（7）正面反馈：患儿和家长共同参与游戏，在游戏过程中，对患儿能掌握并配合磁共振成像检查的注意事项进行表扬和肯定。

（8）注意事项：使用道具过程中，注意保护患儿安全，防止坠床意外的发生。

入院第 2 天,患儿完成术前检查,准备于次日行手术治疗,护士对其做术前宣教,医生和家长进行术前谈话。家长认真倾听术前宣教和术前谈话,向医护人员询问患儿术后的情况,和同病种患儿家长交流,了解其他患儿术后情况,家长担心术后患儿会出现哭吵、疼痛等现象。患儿对"手术"一知半解,向家长表达"想要回家"的强烈欲望,家长焦虑情绪加重。

【问题分析】

对于患儿而言,手术室的一切都是未知的,患儿进入手术室需要和父母分离,独自面对陌生的环境,会产生恐惧情绪。手术后患儿体内会置入各类管道,同时,家长因对疾病知识的缺乏和手术风险的担忧而产生焦虑,心疼孩子将会经历这些创伤和痛苦。

【干预措施】

游戏 2:手术室城堡的秘密

1. 设计理念　手术前,患儿和家长可能会有术前焦虑、分离焦虑、未知恐惧等不良情绪感受。将手术室比作城堡,根据手术室流程设计出城堡的每个场景和相关物品,再用积木搭出相应场景和物品,每个场景对应手术室城堡的一个游戏关卡,让患儿带着玩偶闯关去探索城堡的秘密,建议家长随同,闯过一个关卡给予一个游戏积分,最后以积分换取奖品。通过游戏,患儿可以了解手术室环境、物品、人员和手术大致流程,起到缓解患儿不良情绪的作用。

2. 适用年龄　≥3 岁。

3. 适合人数　≥1 人。

4. 引导人员　护士。

5. 游戏场所　游戏室 / 床边。

6. 物品准备 手术室游戏工具包(图 4-10-2)。

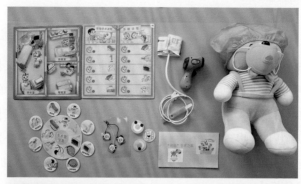

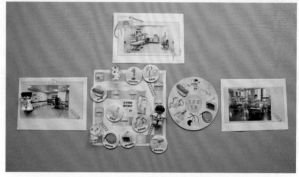

图 4-10-2 "手术室城堡的秘密"游戏工具包

7. 游戏内容

(1)理解安慰:护士对患儿和家长的术前焦虑表示理解,简要手术流程,引导家长积极配合围手术期治疗护理。

(2)游戏目的:通过视频、画册和玩游戏的方式,帮助患儿和家长了解手术室环境、麻醉前准备,让患儿预体验手术过程,提高应对能力,缓解焦虑情绪。

(3)参与规则:游戏时长约 30 分钟,多人参与时,可鼓励患儿两两组队。将整个过程分 6 个关卡,包括城堡等候区的游戏、"蓝精灵"麻醉医生的迎接、选择进入手术室的方式、躺在手术台上完成各项准备、准备入睡、复苏室等待。

(4)提供信息:手术室环境和人物介绍,无影灯、监护仪、氧气面罩、血压计袖带及血氧饱和度指环等物品的作用。

（5）学习技能：患儿及家长知晓从手术室等候区至回到病房的整个过程。

（6）运用和练习：护士通过视频或画册向患儿及家长讲解手术环境和大致流程，然后患儿带着模拟玩偶开始游戏，鼓励家长共同参与。

关卡1：到达城堡第一站，患儿在等候区为玩偶选择自己喜欢的游戏，如绘本阅读、玩积木、看电视等，患儿与玩偶能安静地完成某个游戏。

关卡2：麻醉医生迎接患儿和玩偶，让患儿引导玩偶和爸爸妈妈说"再见"，并跟随麻醉医生进入下一关。

关卡3：在麻醉医生的引导下，让患儿给玩偶选择患儿喜欢的交通工具（怀抱、步行、平车、遥控车），到达城堡中心（手术间）。

关卡4：配合"蓝精灵"护士，患儿让玩偶躺在能看到像飞碟样的无影灯床上，患儿能给玩偶用上各种装备（贴电极片、绑血压计袖带、套血氧饱和度指环、戴上氧气面罩）。

关卡5：让患儿闭上眼睛，带着玩具数数，准备入睡。

关卡6：睁开眼睛，患儿引导玩偶安静躺在复苏室床上，等待"蓝精灵"护士和伯伯送到爸爸妈妈身边。回到病房，通关成功，获得相应奖励。

（7）正面反馈：游戏过程中，对于患儿的积极参与和对玩偶的引导及时给予肯定和表扬。

（8）注意事项：语言通俗易懂，游戏进程根据患儿喜好而定。

游戏3：我有一根"小尾巴"

1. 设计理念　手术结束后，患儿因麻醉药物影响、疼痛、身处陌生环境而表现出烦躁、谵妄、害怕，对自己身体上出现的陌生管道感到恐惧，甚至出现意外拔管的情况。通过手术娃娃模拟患儿术后的形象特征,帮助患儿了解手术后会经历的各项操作以及身体上的各个管道,缓解患儿的不良情绪。

2. 适用年龄 ≥3岁。

3. 适合人数 1~3人。

4. 引导人员 护士。

5. 游戏场所 游戏室。

6. 物品准备 模拟娃娃(带有引流装置)、视频播放器。

7. 游戏内容

(1)理解安慰:护士对患儿家长的术前焦虑表示理解,简要说明疾病预后较好,解释术后管理的重要性,引导家长积极配合围手术期治疗护理。

(2)游戏目的:通过游戏提高患儿及家长对术后管理的认知,提升战胜疾病的信心,缓解患儿及家长的焦虑情绪。

(3)参与规则:游戏时长约30分钟,鼓励患儿及家长共同参与,配合完成游戏。

(4)提供信息:各类引流管留置目的、固定方法及引流液观察要求。

(5)学习技能:通过游戏使患儿家长初步了解各种引流管的作用,知晓引流管的固定方法、引流液观察要点。

(6)运用和练习:护士先用视频介绍手术娃娃身上的管道,包括输液管道、胃管、腹腔引流管,以孩子的口吻告知患儿各个管道的作用和重要性。让家长和患儿在手术娃娃上用胶布正确固定引流管,能说出引流管固定的注意事项及引流液观察要点(图4-10-3)。

(7)正面反馈:对游戏过程中患儿对手术娃娃说的每一句话、做的每一个动作都要进行肯定和表扬,表扬其能很好地照顾手术娃娃,操作非常正确标准。

(8)注意事项:游戏过程中指导患儿及家长动作轻柔、避免拔管。

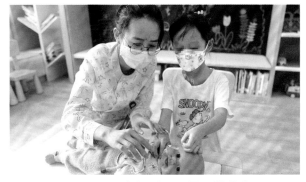

图 4-10-3　"我有一根'小尾巴'"游戏

场景三

患儿"机器人辅助下胆总管囊肿、胆囊切除+肝总管空肠 Roux-Y 吻合术,肝活检术"术后第 1 天自重症监护室转回病房,患儿表示咽喉部不适,并因饥饿、口渴想要进食,家长询问是否能拔除胃管,医生告知胃管留置时间要根据患儿具体情况而定。因不能进食,患儿出现哭闹,家长能理解但束手无策。

【问题分析】

前期患儿因麻醉、术后疼痛、肠麻痹,对饥饿感受不明显,病情好转后能体会到长时间禁食引起的饥饿感以及胃肠减压引起的咽喉部不适。当儿童的需求得不到满足时,会通过哭闹表达自己的情绪,希望以此来引起家长的重视。

【干预措施】

游戏 4:我和娃娃有话说

1. 设计理念　玩偶是孩子生活玩乐的一部分。色彩丰富、质地柔软、外形可爱的玩偶能给患儿带来放松和愉悦的感觉,通过玩偶互动游戏,可以抒发患儿的情感需求,改善患儿情绪。同时,能够帮助患儿转移注意力,缓解咽部不适、口渴、饥饿等感受。

2. 适用年龄　2~8岁。

3. 适合人数　1人。

4. 引导人员　护士、家长。

5. 游戏场所　床边。

6. 物品准备　玩偶。

7. 游戏内容

（1）理解安慰：护士对患儿的身体不适和饥饿表示理解，说明胃肠减压和禁食的目的，告知进食时机，使患儿配合治疗护理。

（2）游戏目的：通过游戏达到抒发患儿情绪、转移注意力的目的。

（3）参与规则：游戏时长为30~60分钟，让患儿选择平时最喜欢的玩偶。

（4）提供信息：互动游戏沟通话题。

（5）运用和练习：由家长为患儿提供喜欢的玩偶，放置于患儿身边，引导患儿通过拥抱、抚摸等方式表达对玩偶的喜欢，同时鼓励患儿对玩偶的饥饿、口渴表示理解并进行安慰。家长模拟玩偶角色特征、语气和患儿沟通交流，鼓励患儿表达自己的感受，也可鼓励患儿述说手术室的"冒险经历"，询问患儿有没有感到害怕、是否哭泣等，护士或者家长表达感同身受。

（6）正面反馈：对患儿在互动游戏过程中主动分享自己在手术室和监护室的经历和感受给予及时的鼓励和肯定，表扬其勇敢行为。

（7）注意事项：注意观察患儿的病情和情绪变化，避免过度疲劳。

第四章　儿童医疗游戏辅导临床实践案例

术后第 2 天,患儿大便未解,腹略胀,为促进肠蠕动,预防术后并发症,护士鼓励患儿适当下床活动,患儿拒绝,家长因担心患儿术后伤口疼痛、管道牵拉等因素不敢协助患儿下床活动。

【问题分析】

家长和患儿对术后早期活动的重要性认识不足,家长对于手术后患儿携带管道下床活动的技巧掌握得不够好;患儿担心活动后会加剧伤口的疼痛,拒绝下床活动。

【干预措施】

游戏 5:步行打卡齐上阵

1. 设计理念　在保证患儿安全的前提下,护士鼓励患儿下床活动,设置每日步行打卡目标,并设立目标达成奖励,在小朋友们之间形成"竞争"关系,提高患儿下床活动的积极性。

2. 适用年龄　≥2 岁。

3. 适合人数　≥1 人。

4. 引导人员　护士、家长。

5. 游戏场所　病区走廊。

6. 物品准备　早期活动视频、视频播放器、盲盒、印章、步行积分卡(图 4-10-4)。

7. 游戏内容

(1) 理解安慰:护士对患儿不愿下床活动表示理解,向患儿和家长说明下床活动的重要性,鼓励患儿早期下床活动。

(2) 游戏目的:通过游戏使患儿及家长了解下床活动的技能,提高早期活动的积极性,摆脱手机依赖。

(3) 参与规则:游戏时长根据患儿病情和活动耐力而定。

游戏开始前护士应先评估患儿的活动能力、安全性。

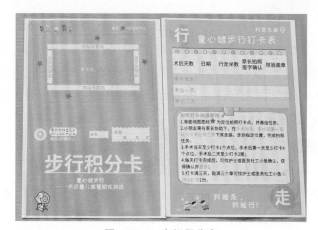

图 4-10-4　步行积分卡

（4）提供信息：早期活动宣教视频、下床活动的注意事项、游戏规则。

（5）学习技能：家长知晓活动过程中导管固定要求、正确下床活动步骤、助行器使用方法，掌握活动过程注意事项。

（6）运用和练习：在病区走廊均匀分布4个点位，在走廊地面上贴上地标（图4-10-5），方便患儿和家长计算步行距离，护士将步行积分卡发给家长。患儿在家长的协助下，于术后第2天、第3天及第4天下床活动，走到指定位置，完成拍照

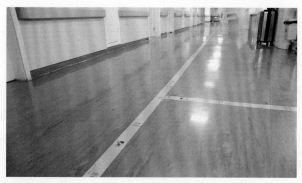

图 4-10-5　病区地标

任务,家长记录患儿每日下床行走距离并签名。术后第 2 天至少打卡 1 个点位,第 3 天至少打卡 2 个点位,第 4 天至少打卡 4 个点位。患儿每日完成打卡任务后,与护士确认,并盖章。打卡满 3 天,可找护士抽取一个盲盒。

(7)注意事项:患儿下床活动应循序渐进,下床前护士需进行患儿活动能力评估,下床后患儿需通过 2 分钟步行试验。患儿在步行过程中家长需全程陪同,活动过程中护士注意活动耐力评估。

场景五

术后第 4 天,患儿开始流质饮食,护士告知患儿家长术后饮食需循序渐进,原则为低脂、易消化饮食,1 个月内禁止摄入生冷食物。术后第 5 天,遵医嘱予以低脂半流质饮食,患儿想进食鸡蛋羹、肉包,家长询问护士可否满足患儿进食需求。

【问题分析】

患儿和家长缺乏饮食种类和胆总管囊肿术后饮食的相关知识,不能准确判断进食要求。

【干预措施】

游戏 6:我是食物分类小能手

1. 设计理念　护士借助食物卡片,帮助患儿及家长更为直观地了解并熟悉食物分类,掌握胆总管囊肿术后饮食相关注意事项。通过患儿和家长一起玩游戏的方式,加深他们对饮食分类的印象,使其能快速、准确识别食物种类。

2. 适用年龄　≥5 岁。

3. 适合人数　1~3 人。

4. 引导人员　护士、家长。

5. 游戏场所　床边或游戏室。

6. 物品准备　饮食宣教视频、视频播放器、食物卡片。

（1）理解安慰：对患儿和家长的进食和营养需求表示理解，告知术后短期禁食、低脂饮食不会影响患儿生长发育。

（2）游戏目的：通过游戏中的食物卡片示范及讲解使家长了解胆总管囊肿术后各阶段的饮食要求。

（3）参与规则：游戏时长为30分钟。家长和患儿根据4类饮食原则对食物进行分类，由护士对所选食物分类正确与否进行判定。

（4）提供信息：饮食宣教视频（普通饮食、软质饮食、半流质饮食和流质饮食4类饮食种类及原则，胆总管囊肿术后饮食的特殊性即低脂肪饮食）。

（5）学习技能：了解4类饮食的种类，掌握饮食原则和低脂饮食要求。

（6）运用和练习：护士主持游戏，请患儿先将分散的食物卡片按照流质、半流质、软质饮食、普通饮食分类放置，再从中选出低脂饮食。患儿完成后，家长进行检查，意见不统一时，可进行讨论，最后由护士判断对错。根据患儿目前的情况或者护士给的案例情景，患儿或家长回答能进食的饮食种类，并从中选出符合的食物卡片（图4-10-6）。

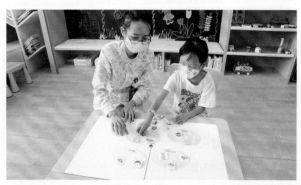

图 4-10-6　食物分类

（7）正面反馈：护士判断患儿的选择是否正确，错误的给予修正，正确的给予肯定和小奖励。鼓励和肯定参与者的积极表现。

（8）注意事项：游戏过程避免使用否定语言。

场景六

术后第 6 天，患儿复查 B 超提示未见明显积液，医生告知可以拔除腹腔引流管，患儿出现疑虑、抗拒和害怕等表现。

【问题分析】

腹腔引流管置于患儿体内，管道伤口处由纱布覆盖，通过皮肤表面缝线和胶布固定。在维护引流管的日常操作中，患儿因疼痛而害怕医护人员触碰自己的身体，产生一定抵触情绪。当患儿听到需要拔除引流管时，本能地出现抗拒行为。其次，患儿不知晓医生要如何拔除引流管、操作时是否疼痛、疼痛的程度，加剧了害怕心理和抗拒行为。

【干预措施】

游戏 7：穿针引线我最行

1. 设计理念 护士将放置和拔除腹腔引流管这项操作游戏化，通过让患儿自己动手操作，了解整个过程，缓解患儿紧张、焦虑的情绪，从而配合治疗。

2. 适用年龄 ≥3 岁。

3. 适合人数 ≥1 人。

4. 引导人员 护士、家长。

5. 游戏场所 床边或游戏室。

6. 物品准备 纸杯、手工剪刀、引流管替代品、引流袋、胶带、纱布。

（1）理解安慰：护士理解患儿的心理变化，告知患儿可以通过游戏来了解整个操作过程，帮助减少操作过程中的不适感。

（2）游戏目的：通过模拟引流管放置和拔除，使患儿和家长了解引流管放置和拔管过程中的配合要点及注意力分散的方法，减轻患儿对这项操作过程的恐惧心理。

（3）参与规则：游戏时长为30分钟。护士向患儿和家长介绍游戏的过程和目的，邀请患儿和家长共同参与制作道具。

（4）提供信息：引流管拔除过程中的配合要点及注意力分散的方法、游戏操作步骤。

（5）学习技能：掌握引流管拔除过程中的配合要点及注意力分散的方法。

（6）运用和练习：选择一个纸杯，护士引导患儿制作腹腔引流管纸杯道具。先用手工剪刀在纸杯底部穿一个小洞，对角处再穿一个小洞；将引流管替代品穿过这两个小洞，并穿出一小截，用胶带固定穿出的引流管替代品；最后将引流管替代品和引流袋连接固定。护士以边示范边介绍的方式，将拔除引流管的过程展示给小朋友看。移除胶带，将引流管替代品从纸杯中拉出，最后用纱布覆盖洞口，然后用胶带固定纱布（图4-10-7）。让家长说出引流管拔除过程中的配合要点及注意力分散的方法。

（7）正面反馈：对患儿在制作过程中的积极参与和表现给予及时的肯定和鼓励。

（8）注意事项：游戏过程中患儿应在家长的看护下使用剪刀，确保安全，务必使用圆头的手工剪刀。

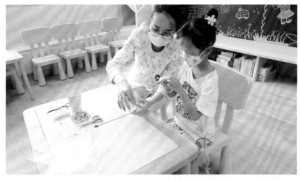

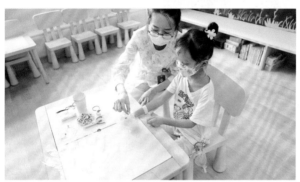

图 4-10-7 "穿针引线我最行"游戏

(应 燕)

第十一节
骨科肱骨髁上骨折患儿的游戏辅导

  骨折是小儿各种类型的意外伤害中最常见的,占到儿童创伤的 10%~25%。小儿骨科主要收治肱骨髁上骨折,尺、桡骨骨折,股骨骨折,胫、腓骨骨折,脊柱侧凸,发育性髋关节脱位等疾病患儿。这些疾病需要外科手术治疗和长时间石膏或支具固定,其间伴有明显疼痛、肿胀和躯体活动障碍等,给患儿身心造成极大痛苦。现以骨科常见疾病肱骨髁上骨折为

场景一

患儿,男,6岁8个月,因"摔伤致左肘部肿痛,活动受限8小时",急诊拟"左肱骨髁上骨折"收住入院。现患儿左上肢肿胀畸形明显,遵医嘱给予患肢石膏固定,患儿听后对石膏固定表现出恐惧情绪,不愿意配合医生。

【问题分析】

患儿上肢肿痛明显、对石膏固定感到陌生,担心在固定过程中会加剧患肢疼痛,对此产生恐惧情绪和抗拒行为。

【干预措施】

游戏1:绘本阅读

1. 设计理念　石膏固定时通过阅读绘本来转移患儿注意力,减轻其对操作的关注和恐惧程度,从而提高患儿的配合度。

2. 适用年龄　≥3岁。

3. 适合人数　≥1人。

4. 引导人员　护士、家长。

5. 游戏场所　换药室。

6. 物品准备　手机/平板电脑、绘本。

7. 游戏内容

(1)理解安慰:对患儿因石膏固定产生的恐惧表示理解。

(2)游戏目的:通过石膏固定时的绘本阅读来转移患儿注意力,缓解患儿的恐惧,提高其操作的配合度。

(3)参与规则:以患儿喜好和当时的情景设计合适的阅读时长和绘本种类。尽量鼓励患儿参与故事内容的互动。

(4)提供信息:患儿喜欢的绘本故事。

(5)学习技能:学会用阅读绘本来分散注意力的方法。

(6)运用和练习:在石膏固定时让患儿挑选自己喜欢的绘

本,护士或家长共同参与阅读及讲解绘本,通过提问的方式让患儿融入绘本故事的情景中(图4-11-1)。

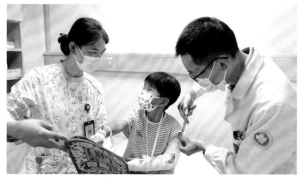

图 4-11-1　绘本阅读

(7)正向反馈:对患儿专注于绘本阅读、积极互动及配合操作的行为给予及时的表扬和肯定。

(8)注意事项:要关注患儿的情绪变化和疼痛感受,保持患儿的注意力集中于绘本阅读中。

场景二

患儿左上肢石膏固定后悬吊于颈部,石膏自身的重量让患儿颈部不适,另外患儿不习惯石膏固定的姿势,以致患儿害怕行走或含胸驼背,也无法采用舒适的体位睡觉。

【问题分析】

患儿及家长对石膏固定后的护理知识缺乏,害怕造成骨折肢体的再次伤害而不愿行走和活动,由于不清楚体位摆放的方式和注意事项给日常生活带来不便。

【干预措施】

游戏2:体位摆放我在行

1. 设计理念　患儿及家长对于石膏固定后的护理不了

解,仿真人体骨骼拼接玩具、讲解图文资料可以让患儿了解骨折后如何正确行走以及采取正确的坐位和卧位姿势。

2. 适用年龄 ≥5 岁。

3. 适合人数 ≥1 人。

4. 引导人员 护士。

5. 游戏场所 游戏室。

6. 物品准备 软枕、骨折体位摆放图文资料、仿真骨骼拼接玩具。

7. 游戏内容

(1)理解安慰:理解石膏固定后会对患儿日常生活带来不便,认同患儿存在的困扰,表示能为患儿调整体位提供帮助。

(2)游戏目的:通过讲解图文资料及拼接人体骨骼模型,让患儿了解骨折的具体部位,学会正确调整体位。

(3)参与规则:游戏时长为 20~30 分钟。护士展示及讲解人体骨骼解剖结构,指导患儿体位调整的注意事项。

(4)提供信息:针对患儿骨折的左上肢,护士利用图文资料及仿真骨骼拼接玩具为其简单地讲解体位调整和日常活动的注意事项。

(5)学习技能:患儿能在家长的配合下将人体骨骼拼接完整,并根据自己的受伤部位学会摆放体位和正确的行走姿势(图 4-11-2)。

(6)运用和练习:借助人体骨骼拼接玩具,使患儿在骨骼拼接玩具上指出自己骨折对应的部位,为患儿及家长展示正常骨骼、关节活动,以及骨折后可活动的部位,利用软枕指导患儿采取舒适的坐姿及卧位,并指导患儿正确的行走姿势。

(7)正向反馈:护士对患儿完成骨骼拼接以及正确回答问题及时予以表扬,肯定患儿与家长在体位调整中的努力尝试。

(8)注意事项:游戏中注意保护患肢,患儿需穿防滑鞋,长短适宜的裤子,谨防跌倒。

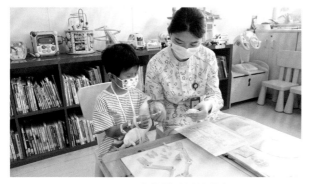

图 4-11-2　人体骨骼拼接游戏

场景三

　　患儿因患肢疼痛出现哭吵。家长让其玩手机来分散对疼痛的注意力,但是患儿玩手机时间过长,家长很担心影响视力,于是询问护士是否有其他方法来缓解疼痛。

【问题分析】

　　骨折后疼痛是最常见的临床表现,手机能短暂缓解患儿的疼痛,然而长时间玩手机会对视力造成影响,家长希望护士能提供其他方法来分散患儿对疼痛的注意力。

【干预措施】

　　游戏 3：石膏涂鸦

　　1. 设计理念　　患儿对绘画充满兴趣,给患儿提供水彩笔,在石膏上进行涂鸦,既可以增加住院生活中的趣味性,又可以转移患儿注意力、缓解疼痛。

　　2. 适用年龄　　≥4 岁。

　　3. 适合人数　　≥1 人。

　　4. 引导人员　　家长和护士。

　　5. 游戏场所　　游戏室或床边。

　　6. 物品准备　　水彩笔。

7. 游戏内容

（1）理解安慰：对患儿的疼痛感受表示理解，安抚并引导患儿放下手机。

（2）游戏目的：通过在石膏上涂鸦减少患儿的手机使用时间，应用水彩笔在石膏上涂鸦来增加乐趣，并转移患儿注意力、缓解疼痛。

（3）参与规则：涂鸦时长以不引起患儿疲劳为宜。护士需协助患儿取安全、舒适的体位，鼓励家长共同参与。

（4）提供信息：鼓励患儿按照自己的喜好涂鸦石膏。

（5）学习技能：患儿学会通过绘画来转移注意力、缓解疼痛。

（6）运用和练习：鼓励患儿在石膏上画出自己喜欢的图案，如花朵、小动物、卡通人物；让家长参与其中，询问患儿正在涂鸦的图案是什么，转移患儿注意力（图4-11-3）。

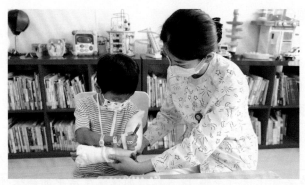

图4-11-3　石膏涂鸦游戏

（7）正向反馈：对患儿在绘画过程中的积极涂鸦与分享表示肯定与赞扬。

（8）注意事项：活动过程中注意患肢的保护。

术后第 1 天,医生及护士指导患儿行患肢手部的功能锻炼,防止关节僵硬及肌肉萎缩,患儿害怕并拒绝锻炼,家长因担心患儿疼痛而未督促患儿锻炼。

【问题分析】

患儿及家长对术后功能锻炼的重要性缺乏认识,并且因为术后患肢肿胀,功能锻炼时有可能会增加患肢疼痛感,因此患儿对功能锻炼产生了抗拒心理。

【干预措施】

游戏 4:动动你的小手指

1. 设计理念　将手指操视频播放给患儿及家长观看,并带领患儿一起做手指运动,激起患儿对术后早期功能锻炼的兴趣,提高其依从性。

2. 适合年龄　≥3 岁。

3. 适合人数　≥1 人。

4. 引导人员　家长和护士。

5. 游戏场所　游戏室。

6. 物品准备　视频播放设备。

7. 游戏内容

(1)理解安慰:对患儿害怕锻炼表示理解,告知患儿早期进行功能锻炼的重要性,鼓励患儿循序渐进进行手指锻炼。

(2)游戏目的:通过"动动你的小手指"游戏促进患儿进行早期功能锻炼。

(3)参与规则:游戏时长为 15~20 分钟,鼓励家长共同参与。

(4)提供信息:手指操视频,早期进行功能锻炼的益处及注意事项。

（5）学习技能：患儿掌握手指操的步骤及锻炼注意事项。

（6）运用和练习：让家长及患儿一起先观看手指操视频，护士示范并讲解手指操的分解步骤。让患儿说出锻炼的益处及注意事项，并跟随护士一起做手指操（图4-11-4）。

（7）正向反馈：护士对患儿能够克服恐惧进行手指功能锻炼的表现给予肯定和赞扬，鼓励患儿每天进行手指功能锻炼，家长做好监督。

（8）注意事项：注意锻炼频次，切勿过度锻炼，锻炼中以无痛原则为准；锻炼时需注意安全，勿与他人发生碰撞和跌倒。

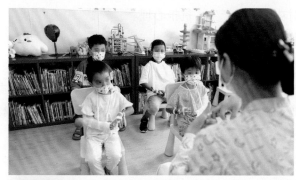
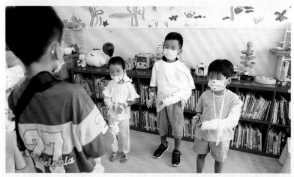

图 4-11-4 "动动你的小手指"游戏

场景五

术后第3天，遵医嘱需要换药。患儿来到石膏室，看到医生准备的换药工具就神色慌张地逃离了石膏室。

【问题分析】

患儿对拆除石膏绷带换药这一过程缺乏了解,担心剪刀会剪破自己的皮肤以及换药会带来疼痛。

【干预措施】

游戏5:我为娃娃拆石膏

1. 设计理念　面对医生和换药工具,患儿感到害怕。患儿可通过观看拆石膏换药的动画视频,用玩偶拆石膏的游戏了解换药过程、降低恐惧感。

2. 适合年龄　≥3岁。

3. 适合人数　≥1人。

4. 引导人员　护士。

5. 游戏场所　游戏室。

6. 物品准备　视频播放器、石膏玩偶、模拟换药工具包。

7. 游戏内容

(1)理解安慰:理解患儿害怕的原因,邀请患儿一起参与游戏,了解拆石膏过程,克服恐惧。

(2)游戏目的:通过观看或亲自为玩偶拆石膏的过程,让患儿了解换药过程,减轻恐惧,提高配合度。

(3)参与规则:游戏时长为30分钟。鼓励患儿积极参与。

(4)提供信息:拆石膏和换药的视频动画以及换药过程中患儿需要配合的内容,如保持患肢不动。

(5)学习技能:患儿通过视频了解医生是如何拆石膏和进行换药的,掌握配合医生换药操作的注意事项。

(6)运用和练习:患儿扮演小医生,为玩偶拆石膏,或观察护士为玩偶拆石膏,能说出操作过程中玩偶需要配合操作的注意事项(图4-11-5)。

(7)正向反馈:肯定患儿在操作过程中善于思考、积极主动的表现,表扬患儿配合操作的积极认识。

（8）注意事项：使用安全的模拟换药工具包，避免误伤患儿。

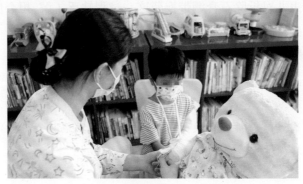

图 4-11-5 "我为娃娃拆石膏"游戏

（许丽琴）

第十二节
泌尿外科尿道下裂患儿的游戏辅导

小儿泌尿外科常见的疾病有先天性肾积水、尿道下裂、隐睾、先天性肾上腺皮质增生症、肾结石等，住院患儿大多都需要进行手术治疗。其中尿道下裂（hypospadias）是小儿泌尿外科的常见畸形之一，发病率为 3‰~4‰。患儿可能在应对禁食、手术、疼痛等的过程中出现饥饿、紧张、焦虑、恐惧等一系列不良心理和生理反应，家长常担忧手术将带给患儿创伤、疼痛等不适反应以及各种术后并发症。术后患儿将留置支撑导尿管，会经历伤口护理、导管护理等各项操作。本着"一切为了儿童健康"的宗旨，在疾病治疗的同时也需关注患儿心理健康。为围手术期患儿开展以家庭为中心的医疗游戏辅导，旨在疏导家长和患儿的不良情绪，鼓励他们以积极、坦然的心态应对整个住院过程。现以尿道下裂为例，分享儿童医疗游戏辅导在其中的应用。

场景一

患儿,男,5 岁 5 个月,因"尿道开口位置异常无改善 5 年余",门诊拟"尿道下裂"收住入院。入院当天患儿不配合各项治疗,抗拒医护人员靠近,同时,家长反复前来护士站咨询疾病和手术相关问题。

【问题分析】

入院后陌生的住院环境、各项检查让患儿感到恐惧。同时对自己的排尿方式与其他男孩不同而感到疑惑。家长缺乏疾病相关知识,担心手术效果、手术风险以及术后发生并发症等,未知的压力使他们感到非常担忧和焦虑。

【干预措施】

游戏 1:我是模型拼搭小能手

1. 设计理念　泌尿系统模型能够形象地展示泌尿系统的正常解剖结构,通过"我是模型拼搭小能手"游戏让患儿和家长了解尿道下裂的临床表现、分级及手术目的,减轻患儿和家长的焦虑。

2. 适用年龄　>3 岁。

3. 适合人数　1~3 人。

4. 引导人员　护士。

5. 游戏场所　床边或游戏室。

6. 物品准备　泌尿系统模型。

7. 游戏内容

(1)理解安慰:对患儿及家长因医院环境陌生、疾病知识缺乏而感到焦虑表示理解,对家长的疑问及时给予解释。

(2)游戏目的:通过"我是模型拼搭小能手"游戏让家长和患儿了解泌尿系统的解剖结构,缓解其紧张焦虑的情绪,从而配合术前的各项准备。

（3）参与规则：游戏时长约 30 分钟。要求家长和患儿在游戏过程中跟随护士的讲解步骤进行互动。

（4）提供信息：拼搭模型的各部件名称和拼搭步骤，尿道下裂的临床表现和分度。

（5）学习技能：知晓泌尿系统的基本结构、正常形态，认识尿道下裂异常结构可以通过手术方式恢复正常。

（6）运用和练习：患儿完成泌尿系统的解剖结构模型拼搭，在拼搭过程中患儿说出解剖结构名称（图 4-12-1）。

（7）正面反馈：在游戏中对患儿和家长的积极参与和互动表示肯定。

（8）注意事项：游戏过程中需评估患儿的理解能力，注意保护隐私。

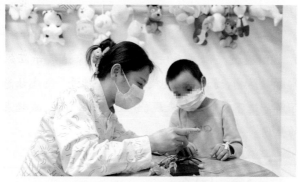

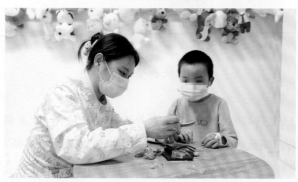

图 4-12-1 "我是模型拼搭小能手"游戏

护士告知术前禁食事宜后,家长对术前不同时间段禁止饮食的种类概念模糊,担心吃错食物,频繁到护士站询问某个时间段能吃什么。

【问题分析】

由于家长不了解术前禁食的重要性,总是会心疼患儿饿着肚子,不忍心患儿长时间的禁食。同时家长对饮食种类所对应的具体食物知识缺乏,对各种具体食物禁止进食时间不清楚,担心患儿吃错食物。

【干预措施】

游戏2:我是食物分类管理师

1. 设计理念　利用禁食时机的食物分类图谱,告知患儿及家长食品的分类及对应禁食时间。运用制作的食物图卡,让患儿和家长掌握食物的分类及对应的禁食时间,并清楚自己几点开始不能进食何种食物,从而减轻家长的焦虑。

2. 适用年龄　>5岁。

3. 适合人数　1~6人。

4. 引导人员　护士。

5. 游戏场所　游戏室或床边。

6. 物品准备　食物卡片、禁食时机的食物分类图谱(图4-12-2)。

7. 游戏内容

(1)理解安慰:对家长及患儿关于禁食的目的、食物种类的分类不了解表示理解,对他们的疑问给予耐心解释。

(2)游戏目的:通过"我是食物分类管理师"游戏使患儿及家长能了解禁食的重要性,知晓各个禁食时间段的食物种类,避免因误食导致手术延迟或术中窒息等情况。

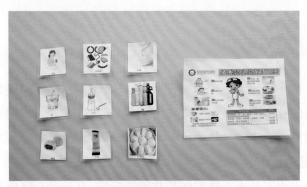

图 4-12-2 "我是食物分类管理师"物品

（3）参与规则：游戏时长约30分钟。患儿和家长共同参与。

（4）提供信息：食物卡片、禁食时机的食物分类图谱。

（5）学习技能：了解禁食的重要性，知晓食物的分类及对应的禁食时间。

（6）运用和练习：患儿和家长一起随机抽取食物卡片，回答食物的分类及对应的禁食时间；再反向选择某个禁食时间段，让患儿或家长选取该时间段对应的食物卡片（图4-12-3）。

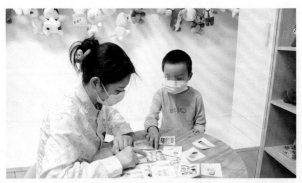

图 4-12-3 "我是食物分类管理师"游戏

（7）正面反馈：对家长或患儿的主动提问及时给予肯定和表扬。

（8）注意事项：游戏过程中需评估患儿的理解能力，尽量运用简单易懂的语言与患儿进行沟通。在抢答过程中注意游戏秩序,防止争吵、打闹。

场景三

患儿手术后回病房当天,阴茎伤口敷料加压包扎,留置支撑导尿管。患儿身体僵硬,始终保持同一姿势,不敢活动。家长不敢协助患儿进行翻身活动,对引流管的照护事项不了解。

【问题分析】

术后患儿对支撑导尿管的留置不适应,家长担心患儿翻身时牵拉到支撑导尿管而使导管滑脱。尽管护士已经告知家长引流管相关的照护知识,但因家长过于焦虑,对信息的接受能力下降,导致术后仍对引流管的照护事项不熟悉。

【干预措施】

游戏 3:我是导管护理小能手

1. 设计理念　通过带有导尿管的模型娃娃,讲解导尿管的构造,并在模型娃娃上模拟演练术后翻身,在游戏过程中进行相关饮食宣教、术后活动及引流袋的管理,让患儿及家长了解支撑导尿管的作用、注意事项及引流袋的护理。

2. 适用年龄　>3 岁。

3. 适合人数　1~3 人。

4. 引导人员　护士。

5. 游戏场所　床边或游戏室。

6. 物品准备　带有导尿管的模型娃娃、去除针头的 5ml 针筒、清水等。

7. 游戏内容

(1)理解安慰:对患儿及家长因支撑导尿管的放置不敢活动、术后护理知识缺乏而感到恐惧、焦虑表示理解。

(2)游戏目的:让患儿及家长了解支撑导尿管的作用、注意事项、术后活动及引流袋的管理,更好地护理导尿管,减轻患儿及家长的焦虑。

(3)参与规则:游戏时长约30分钟。鼓励家长和患儿在游戏过程中跟随护士的讲解步骤,并能积极参与到活动中。

(4)提供信息:支撑导尿管放置的方式、作用、注意事项及导尿管留置期间的饮食和活动管理。

(5)学习技能:患儿及家长通过该游戏知晓支撑导尿管的作用,掌握术后活动方式、饮食知识等。

(6)运用和练习:用模型娃娃示范翻身、正确放置引流袋,并告知娃娃的饮食要求、尿液的观察内容(图4-12-4)。

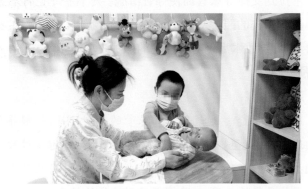

图4-12-4 "我是导管护理小能手"游戏

(7)正面反馈:在游戏中对患儿和家长的积极参与和互动给予及时的表扬和肯定。

(8)注意事项:游戏过程中需评估患儿的理解能力,尽量使用简单易懂的语言与患儿沟通。注意评估患儿情绪、注意保护患儿隐私,引导患儿间建立良好的伙伴关系。

场景四

术后第3天,患儿因生理性勃起致阴茎伤口疼痛,一直大声哭闹,同时阴茎伤口出现少量渗血,家长对于患儿的哭闹情绪感到烦躁,看见伤口出血不知所措,患儿抗拒护士用药。

【问题分析】

伤口疼痛是尿道下裂患儿术后最常见的表现,阴茎勃起时最为明显,而中重度疼痛是导致尿道下裂修复术后儿童出现饮食和睡眠障碍、发脾气等术后不良行为的重要影响因素。家长不了解阴茎勃起会导致伤口疼痛,会伴有少量的出血。家长和患儿对疼痛管理知识缺乏,对疼痛评估及处理不了解。

【干预措施】

游戏 4:我是疼痛管理师

1. 设计理念　利用疼痛表情评分卡片及对应的措施卡片,让患儿和家长理解每个表情对应的疼痛程度,并知晓相应的止痛措施,从而提高患儿的配合程度及减轻家长的紧张情绪。

2. 适用年龄　>5 岁。

3. 适合人数　1~3 人。

4. 引导人员　护士。

5. 游戏场所　游戏室或床边。

6. 物品准备　疼痛表情卡、疼痛措施卡。

7. 游戏内容

(1)理解安慰:对患儿因阴茎勃起导致阴茎伤口疼痛、出血引起的紧张、焦虑情绪表示理解。

(2)游戏目的:通过"我是疼痛管理师"游戏使患儿能正确表达疼痛程度,根据疼痛程度选择对应的措施。

(3)参与规则:游戏时长约 30 分钟。要求家长和患儿在游戏过程中跟随护士的讲解步骤进行互动。

(4)提供信息:疼痛表情与对应的疼痛程度,不同疼痛程度所对应的措施。

(5)学习技能:患儿及家长通过该游戏了解疼痛的分度,

并知晓疼痛对应的措施。

(6)运用和练习：患儿和家长一起随机抽取疼痛表情卡，各自回答疼痛程度，再选择相应的疼痛措施卡(图 4-12-5)。

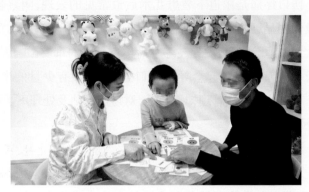

图 4-12-5　"我是疼痛管理师"游戏

(7)正面反馈：对家长或患儿的主动参与给予肯定和表扬。

(8)注意事项：游戏过程中护士需评估患儿的理解能力，运用简单易懂的语言与患儿进行沟通。在回答过程中注意游戏秩序，尊重患儿。

场景五

住院第 5 天，遵医嘱予以拆除阴茎伤口敷料，医生进病房准备为患儿拆除敷料时患儿哭闹，不让医生靠近。

【问题分析】

尿道下裂术后伤口需用凡士林纱布、无菌纱布以及弹力绷带加压包裹 3~5 天，拆除敷料时，需将这些纱布及绷带层层打开，因阴茎部位神经丰富、疼痛敏感，操作过程会导致明显疼痛。患儿看到病友在拆除敷料阴茎伤口敷料时出现剧烈哭吵，使其对该操作产生抗拒。

【干预措施】

游戏5:"拆包"我不怕

1. 设计理念 通过在模型娃娃上展示拆除阴茎伤口敷料的过程,让患儿及家长了解操作步骤及操作过程中缓解疼痛的方法,减轻患儿不良情绪的同时配合操作。

2. 适用年龄 >5岁。

3. 适合人数 1~3人。

4. 引导人员 护士。

5. 游戏场所 游戏室或床边。

6. 物品准备 带有阴茎伤口敷料的模型娃娃、手套、止痛药替代品、空瓶(代替湿敷液体)、棉球、视频播放器(图4-12-6)。

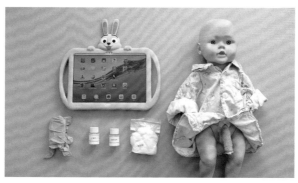

图4-12-6 "'拆包'我不怕"物品

7. 游戏内容

(1)理解安慰:对患儿因拆除阴茎伤口敷料时会感到疼痛的担忧表示理解,告知此操作时会提供一些方法来缓解疼痛。

(2)游戏目的:通过"'拆包我不怕'"的游戏让患儿及家长了解缓解疼痛的方法及拆除阴茎伤口敷料的步骤,消除患儿的恐惧、焦虑情绪,更好地配合操作。

(3)参与规则:游戏时长约30分钟。

（4）提供信息：拆除敷料的过程、配合要点、缓解疼痛的方法。

（5）学习技能：知晓缓解疼痛的方法，学会如何正确配合操作。

（6）运用和练习：家长与患儿一起在模型娃娃上使用止痛药替代品；再用棉球完全包裹阴茎伤口敷料，将湿敷液体替代品外滴在棉球上；患儿说出减轻疼痛的方法（如操作过程中专注于动画视频）；拆除阴茎伤口敷料（图4-12-7）。

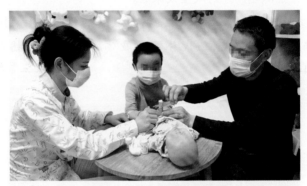

图4-12-7　"'拆包'我不怕"游戏

（7）正面反馈：对家长和患儿的积极参与给予及时的肯定与表扬。

（8）注意事项：游戏过程中需评估患儿的理解能力。注意评估患儿情绪，保护隐私。

场景六

住院第7天，患儿阴茎伤口暴露需要进行消毒，但家长担忧回家后不能熟练护理伤口。

【问题分析】

由于阴茎伤口表面每天会出现分泌物，为避免出现伤口感染、尿道瘘、尿道裂开等不良现象,需对伤口进行护理,尽管家长已经知道操作步骤,但担心因操作不熟练给患儿增加疼痛或感染风险等。

【干预措施】

游戏6:我是伤口护理师

1. 设计理念　通过在模型娃娃上演示伤口护理方法,让家长熟练掌握正确的操作步骤,从而减轻其担忧。

2. 适用人群　家长。

3. 适合人数　1~3人。

4. 引导人员　护士。

5. 游戏场所　游戏室或床边。

6. 物品准备　模型娃娃、消毒用品替代品、抗生素软膏替代品、棉签、污物杯(图4-12-8)。

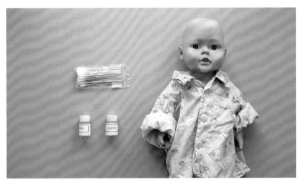

图4-12-8 "我是伤口护理师"物品

7. 游戏内容

(1)理解安慰:对家长不敢居家伤口护理表示理解,解释可通过操作练习提高熟练度来提升信心。

(2)游戏目的:通过该游戏让家长熟练掌握伤口护理方法,减轻家长的担忧、提升其护理信心。

(3)参与规则:游戏时长约30分钟。

（4）提供信息：伤口消毒步骤及如何正确涂抹抗生素软膏。

（5）学习技能：家长熟练掌握伤口护理方法。

（6）运用和练习：让家长在模型娃娃上进行伤口消毒、涂抹药膏等操作（图4-12-9）。

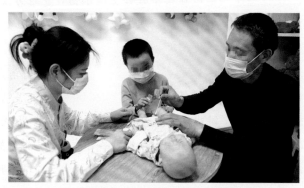

图 4-12-9 "我是伤口护理师"游戏

（7）正面反馈：在游戏中对家长的正确操作予以表扬和肯定。

（8）注意事项：游戏过程中护士评估家长的理解能力，运用简单易懂的语言与家长进行沟通。

（郑智慧）

第十三节
PICU 脾静脉血栓形成合并脾梗死患儿的游戏辅导

儿科重症监护病房（pediatric intensive care unit, PICU）收治的患儿往往起病急、病情重且复杂，需要及时、有效的医疗及护理干预。由于恢复时间较长，神志清醒、可交流的患儿长期处于陌生环境,无家长陪伴,恐惧不安,加之疾病的负面影响,存在焦虑情绪,亟需关怀与支持。另外,家长担忧疾病预后,无法陪护,难以实时、全面知晓患儿的情况,也存在焦虑情绪,同样有心理支持需求。现以脾静脉血栓形成合并脾梗死患儿为例,分享儿童医疗游戏辅导在其中的应用。

场景一

患儿,男,10 岁,因"腹痛 3 天,发热 1 天",拟"脾静脉血栓形成、脾梗死"收住 PICU。入院后 5 小时病情进展快,行脾静脉血栓清除术,术后镇痛药物持续静脉泵注缓解疼痛;入院第 3 天,镇痛药物逐渐下调剂量直至停止,0.5 小时后患儿主诉腹部疼痛,不愿配合翻身。Wong-Baker 面部表情疼痛评估法评分为 2 分,患儿仍要求继续使用镇痛药物。

【问题分析】

疼痛是一种主观体验,会受到生理、心理、个人经历、社会文化、个体对疼痛的理解和认知等因素的影响。儿童对术后疼痛的反应较为强烈,适量的阿片类药物连续静脉注射是常用的镇痛方法,可有效缓解疼痛,但因其有成瘾性,不能长期使用。腹部术后为避免相关并发症发生,提倡早期活动,但疼痛使患儿产生抵触心理,不愿配合翻身。

【干预措施】

游戏 1:食物消化道之旅

1. 设计理念 疼痛是术后最常见的临床症状,可增加机体耗氧量,导致胃肠功能减弱、食欲减退、心理障碍等,不利于患儿术后恢复,导致延迟出院。疼痛评分<4 分建议采用非药物疗法来干预。消化道结构拼图游戏可分散患儿注意力,能让患儿学习消化道相关知识,游戏中的互动能增加活动量,促进胃肠道功能恢复。

2. **适用年龄** ＞3 岁。

3. **适合人数** 1 人。

4. **引导人员** 护士。

5. **游戏场所** 床边。

6. **物品准备** 消化道结构拼图。

7. **游戏内容**

(1)理解安慰:对腹部手术后的切口疼痛表示理解,解释游戏中的互动能减轻疼痛,促进疾病恢复。

(2)游戏目的:消化道结构拼图的互动游戏能分散患儿对疼痛的注意力,有效增强应对疼痛的能力,提高其复原力。

(3)参与规则:通过消化道结构模型道具,护士与患儿互动,讲解消化道结构知识(图 4-13-1),最后让患儿独立完成消化道结构拼图,时间为 10~15 分钟。

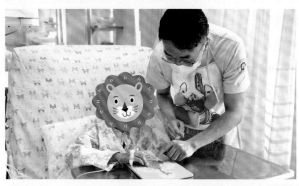

图 4-13-1 "食物消化道之旅"游戏

(4)提供信息:消化道结构知识。

(5)学习技能:缓解疼痛的方式。

(6)正向反馈:游戏互动中随时表扬患儿的良好表现。

(7)注意事项:游戏过程中密切关注患儿疼痛表现;游戏遇到困难时,及时帮助患儿。

场景二

入院第4天,患儿进食牛奶后腹部不适伴有呕吐,经观察多次顿服牛奶仍有呕吐,经营养科会诊建议采用鼻饲法以持续泵注的方式给予胃肠内喂养,告知患儿后,患儿摇头拒绝置入鼻胃管。

【问题分析】

对于重症患儿,鼻胃管喂养是一种重要且常见的肠内营养支持途径。但患儿对胃管的认知度低,不愿意接受留置鼻胃管的操作。

【干预措施】

游戏2:我有一个"长鼻子"

1. 设计理念　经鼻饲管将营养物质注入胃内,为患儿提供营养支持,促进疾病早日恢复。通过"我有一个'长鼻子'"的游戏体验,提高患儿对留置鼻胃管的接受程度,促使其配合操作。

2. 适用年龄　≥4岁。

3. 适合人数　1人。

4. 引导人员　护士。

5. 游戏场所　床边。

6. 物品准备　工字鼻贴、鼻胃管、听诊器、20ml注射器、模型娃娃、手套、生理盐水、医用纸胶(图4-13-2)。

7. 游戏内容

(1)理解安慰:对留置鼻胃管的恐惧感表示理解,解释留置鼻胃管的必要性及意义,并说明护患的良好配合可使操作更顺利,缩短操作时间,减少不适感受。

(2)游戏目的:使患儿更快接受鼻胃管,尽早开始肠内营养。

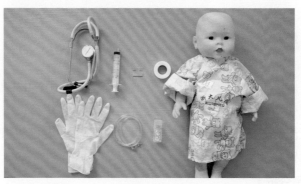

图 4-13-2 "我有一个'长鼻子'"物品

（3）参与规则：游戏时长为 15~20 分钟。护士演示及讲解留置鼻胃管的操作后，由患儿操作，护士协助。

（4）提供信息：留置鼻胃管相关知识。

（5）学习技能：置管前深呼吸、置管时不舒适可紧握双手释放压力、胃管到达咽喉部时做吞面条的动作。

（6）运用和练习：让患儿在模型娃娃上演示留置鼻胃管的操作，让患儿告知娃娃置管前配合做深呼吸，置管时可以用紧握双手来缓解压力，胃管到达咽喉部时做吞面条的动作（图 4-13-3）。

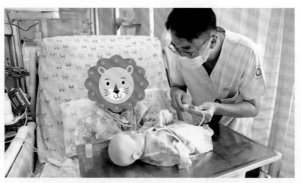

图 4-13-3 "我有一个'长鼻子'"游戏

（7）正向反馈：对于患儿的积极参与和正确说出配合要点，要及时肯定和表扬。

(8)注意事项:游戏过程中关注患儿的参与情绪和活动耐受度,必要时暂停或终止游戏。

场景三

疾病恢复期时患儿情绪变化大,忽喜忽悲,不愿表达内心感受,也不愿与其他小朋友沟通交流,时常独自默默流泪。

【问题分析】

PICU 特殊的医疗环境让本就性格内向的患儿在语言表达、情绪应对能力等方面更显不足,负面情绪的表现较其他患儿更为突出。

【干预措施】

游戏 3:情绪"万花筒"

1. 设计理念 开展情绪"万花筒"游戏,通过游戏卡牌来捕捉患儿的内心感受,提供相应的心理支持,帮助患儿舒缓低落的情绪。

2. 适用年龄 ≥5 岁。

3. 适合人数 1~6 人。

4. 引导人员 护士。

5. 游戏场所 床边。

6. 物品准备 游戏卡牌。

7. 游戏内容

(1)理解安慰:同理患儿处于陌生环境时的负性情绪,安慰患儿可通过与护士或病友的互动来减少此种情绪。

(2)游戏目的:帮助患儿识别、表达情绪。

(3)参与规则:游戏时长为 10~15 分钟。护士尽量用眼神、语言、肢体动作来激发患儿参与游戏的兴趣。

(4)提供信息:游戏卡牌。

(5)学习技能:通过游戏卡牌来识别当下的情绪,并运用语言来表达。

（6）运用和练习：让患儿自行选择一张能体现当前情绪的卡牌，能与护士或病友沟通交流，并描述卡牌上的图画内容，借此诉说当前的情绪（图4-13-4）。

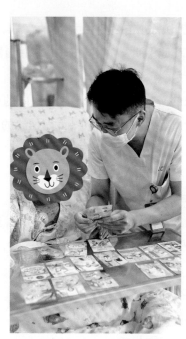

图4-13-4 "情绪'万花筒'"游戏

（7）正向反馈：对患儿的叙事能力、想象力、情绪表达能力表示肯定。

（8）注意事项：儿童存在认知和语言能力的限制，游戏过程中应以一种有趣、易理解的语言帮助他们更好地表达情绪。

场景四

入院第5天需更换患儿颈部中心静脉置管敷贴，早晨向其解释更换目的后，患儿仍焦虑不安，拒绝更换。

【问题分析】

更换敷贴可引起不适甚至疼痛,患儿因害怕疼痛,不愿意配合操作。

【干预措施】

游戏4:装备我的"小辫子"

1. 设计理念　在模型娃娃颈部安装一个中心静脉置管作为"装备我的'小辫子'"游戏道具,通过让患儿帮助模型娃娃更换敷贴的游戏使其了解更换过程,认识在更换敷贴过程中所需要使用的物品,从而减少对操作的焦虑和害怕。

2. 适用年龄　≥4岁。

3. 适合人数　1人。

4. 引导人员　护士。

5. 游戏场所　床边。

6. 物品准备　模型娃娃、棉签、敷贴、视频播放器。

7. 游戏内容

(1)理解安慰:对患儿焦虑的心情表示理解,解释游戏中的互动能减轻焦虑。

(2)游戏目的:通过角色扮演使他们了解和体验更换敷贴的过程,降低患儿焦虑水平,促使其配合治疗。

(3)参与规则:游戏时长为10~15分钟。

(4)提供信息:中心静脉置管敷贴更换过程中患儿的体位和配合要点。

(5)学习技能:患儿通过游戏学会中心静脉置管敷贴更换过程的配合要点,如何正确摆放体位,专注于眼前的视频来分散注意力。

(6)运用和练习:让患儿在模型娃娃上进行敷贴更换操作的同时告知其娃娃体位摆放和配合的要点(图4-13-5)。

(7)正向反馈:称赞患儿扮演的护士角色非常真实(由此对护士的行为产生共情)且更换敷贴的过程很流畅,模型娃娃

感谢他 / 她的帮助。

(8) 注意事项：初次扮演护士角色，不应以学习技术为目标，而应正面引导患儿快速进入角色。

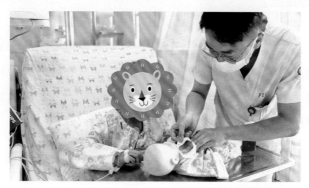

图 4-13-5 "装备我的'小辫子'"游戏

场景五

入院第 7 天，遵医嘱予以拔除患儿颈部的中心静脉置管。

【问题分析】

中心静脉置管的拔除操作可能导致空气栓塞，由此引起的肺栓塞危害大，死亡率极高，拔除过程需要患儿配合。

【干预措施】

游戏 5：吹气球，很有趣

1. 设计理念　通过吹气球，让患儿掌握 Valsalva 动作，有利于减少中心静脉置管拔除导致空气栓塞等并发症的风险，同时也增加了患儿住院期间的趣味性。

2. 适用年龄　≥3 岁。

3. 适合人数　1 人。

4. 引导人员　护士。

5. 游戏场所　床边。

6. 物品准备　彩色气球、闭合性敷料、彩色水笔、棉签、纱布(图 4-13-6)。

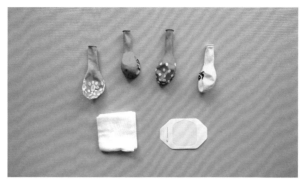

图 4-13-6　"吹气球,很有趣"物品

7. 游戏内容

(1)理解安慰:解释拔除中心静脉置管过程中呼吸配合的重要性。

(2)游戏目的:拔管过程取得患儿配合,可有效 避免空气栓塞。

(3)参与规则:游戏时长为 15~20 分钟。 护士先演示 Valsalva 动作,再教会患儿配合拔管时吹气球。

(4)提供信息:Valsalva 动作(深吸气后屏气,再用力做呼气动作)。

(5)学习技能:患儿掌握 Valsalva 动作。

(6)运用和练习:在拔除中心静脉置管前让患儿练习深吸气后屏气,再用力做呼气动作(图 4-13-7)。

(7)正向反馈:肯定和表扬患儿学习 Valsalva 动作所付出的努力。

(8)注意事项:注意观察患儿病情变化,必要时及时暂停游戏。

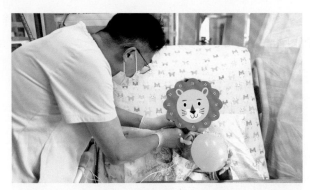

图 4-13-7 "吹气球,很有趣"游戏

场景六

　　每当夜幕降临,患儿独自一人静静望着窗外,沉默不语,当医护人员来到床边和他聊天,他轻轻说了句:"好想爸爸妈妈啊! 要是每天都可以和他们视频聊天该多好啊!"

【问题分析】

　　目前,国内绝大多数 PICU 均采用无陪护管理模式,患儿与家长长期分离,加剧了对彼此的思念,易产生分离性焦虑、害怕、不确定感等不良情绪。如父母与患儿相互支持,一起处理负面感受,有助于促进积极心理适应和降低分离焦虑。

【干预措施】

　　游戏 6:亲子面对面

　　1. 设计理念　　借助平板电脑通过信息软件进行亲子面对面探视。

　　2. 适用年龄　　≥3 岁。

　　3. 适合人数　　1 人。

　　4. 引导人员　　护士、家长。

　　5. 游戏场所　　床边。

　　6. 物品准备　　平板电脑(内含视频软件)。

7. 游戏内容

(1)理解安慰：理解患儿对家长的思念心情,告知患儿可以通过平板电脑与家长进行视频对话。

(2)游戏目的：亲子沟通的游戏能够促进家庭成员的自我表达,可制造温馨的氛围,缓解分离性焦虑。

(3)参与规则：游戏时长约30分钟。

(4)提供信息：提供平板电脑。

(5)学习技能：掌握视频软件的使用。

(6)正向反馈：肯定患儿在亲子"面对面"过程中的积极表达。

(7)注意事项：视频过程中患儿或家长如果出现情绪失控,立即采取正向引导。

(夏姗姗)

第十四节
门诊患儿的游戏辅导

门诊患儿在整个就医过程中会遇到体格检查、辅助检查及治疗等一系列操作,由于儿童对事物的认知有限,一旦进入医院这个环境会产生害怕、恐惧情绪,从而出现哭闹、逃避、挣扎等抵触表现,尤其是面对侵入性操作时,如静脉采血、肌内注射、皮下或皮内注射等,家长也会因为患儿的不配合以及担心这些操作可能会给患儿带来伤害而变得焦躁不安,甚至强迫患儿接受操作。虽然能够完成就诊,但很容易导致患儿对治疗产生心理阴影,且强迫的方式较容易发生误伤,对患儿不利。门诊将儿童医疗辅导游戏融入各个环节中,缓解患儿和家长在就医过程中的担忧、焦虑和恐惧,使患儿更好地理解治疗目的、配合操作,使各项操作能更快更有效地完成。现以门诊就诊常见操作、检查和治疗为例,分享儿童医疗游戏辅导在其中的应用。

场景一

患儿,男,4岁4个月,因"咳嗽1周"来门诊就诊,精神尚好,阵发性咳嗽,呼吸略急促。在门诊等候区时,对医院的环境感到好奇,四处看看,试图找到一些有趣的事情来做,有时会感到无聊和不耐烦,抱怨还没有轮到自己。

【问题分析】

对于患儿来说,医院是一个新奇的地方,可能因为从未有过这样的经历,因此对周围的环境、设备和人都有一种探索和好奇的心态。感到无聊可能是因为觉得等待的时间太长,或者没有足够的事情来分散注意力,因此会开始抱怨等待的时间过长。

【干预措施】

游戏1:我是小小医生

1. 设计理念 为了减轻患儿的无聊感,同时让患儿了解即将面临的门诊诊间就诊程序以及可能的B超和心电图检查,通过让患儿扮演医生角色,提前知晓即将在诊间或检查室发生的场景,从而消除患儿就医的无聊或焦虑情绪。

2. 适用年龄 ≥4岁。

3. 适合人数 1~3人。

4. 引导人员 护士。

5. 游戏场所 游戏区域。

6. 物品准备 儿童款白大褂、口罩、仿真模拟听诊器、压舌板、模拟玩偶。

7. 游戏内容

(1)理解安慰:对患儿目前的焦虑情绪表示理解,告知患儿就诊的意义。

（2）游戏目的：通过"小小医生"角色扮演，让患儿提前知晓即将在诊间遇见的人和发生的事以消除其焦虑情绪。

（3）参与规则：游戏时长为30分钟左右，家长参与其中，尽可能还原医生接诊过程。

（4）提供信息：医生接诊过程中的配合要点。

（5）学习技能：医生听诊时的呼吸配合、口腔视诊中的张口配合。

（6）运用和练习：让患儿在玩偶上模拟医生听诊并告知玩偶正确的呼吸配合方法，让患儿在家长身上模拟医生口腔视诊时告知张嘴的方法（图4-14-1）。

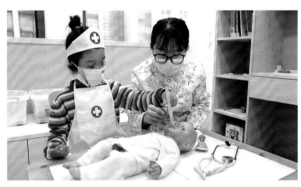

图4-14-1 "我是小小医生"游戏

（7）正向反馈：肯定患儿在参与过程中的主动性，积极思考和提问。

（8）注意事项：游戏时长以不延误患儿就诊为前提，避免突然中断游戏而引发患儿情绪波动，游戏内容中注意与患儿的情感交流，建立良好的游戏伙伴关系，约定下次的游戏项目。

游戏2：寻找身体里的宝藏

1. 设计理念　在人体结构图上将身体各个部位标注为

宝藏点,通过 B 超探头玩具寻找宝藏,让患儿提前了解 B 超检查的大致流程,使患儿能够主动配合检查,从而减少后期检查时的恐惧。

2. **适用年龄** ≥5 岁。

3. **适合人数** 1~3 人。

4. **引导人员** 护士、家长。

5. **游戏场所** 游戏室。

6. **物品准备** 模拟仿真玩具 B 超探头、人体结构图(卡通版)。

7. **游戏内容**

(1)理解安慰:对患儿的恐惧及逃避行为表示理解,并倾听患儿对此抗拒的真实想法。

(2)游戏目的:通过模拟寻宝器寻宝的过程,让患儿了解 B 超检查的流程,知晓整个检查过程不会有疼痛感,从而使患儿能主动配合检查。

(3)参与规则:游戏时长为 15~20 分钟。

(4)提供信息:人体结构图,检查过程中探头和耦合剂接触身体时的感受。

(5)学习技能:B 超检查的配合方法。

(6)运用和练习:让患儿把耦合剂替代品涂抹在探头上,在自己手背上体验耦合剂接触身体的感受,然后用探头在人体结构图上寻找"宝藏"(图 4-14-2)。

(7)正面反馈:对患儿成功说出每一个部位给予肯定和表扬。

(8)注意事项:耦合剂替代品要无毒无刺激,注意观察患儿有无过敏现象,避免误服。涂抹耦合剂替代品的量要适宜。

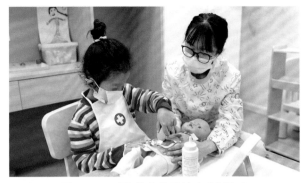
图 4-14-2　"寻找身体里的宝藏"游戏

游戏 3：心脏来谱曲

1. 设计理念　将心脏连接导联线后,出现心电图波形的过程,模拟成乐器奏乐形成乐谱。告知患儿心脏每跳动一次,就是在图纸上留下了一个音符,每个人的心脏都会演奏出不同的乐谱,唤起患儿主动探索的欲望,从而使患儿能够愉快、主动地配合检查完成。

2. 适用年龄　≥5 岁。

3. 适合人数　1~3 人。

4. 引导人员　护士、家长。

5. 游戏场所　游戏室。

6. 物品准备　心电图仪仿真玩具、心电图导联线、心电图纸、电极片、乐谱、模拟娃娃、酒精棉球。

7. 游戏内容

(1) 理解安慰:对患儿的不配合行为表示理解,提醒患儿配合度越好,心脏"演奏"出来的乐谱更美。

(2) 游戏目的:通过模拟乐器演奏形成乐谱的过程,让患儿了解心电图检查的流程,提升患儿的配合度。

(3) 参与规则:游戏时长为 15~20 分钟。

(4) 提供信息:心电图导联线连接位置及方法;酒精棉球擦拭皮肤和电极片贴到皮肤上时的感受;心电图检查时的四

肢摆放体位及配合要点。

(5)学习技能:患儿知晓心电图检查时的四肢摆放体位及配合要点。

(6)运用和练习:护士引导患儿用酒精棉球擦拭娃娃的相应部位,将电极片贴在模拟娃娃身上,患儿演示娃娃在检查时需要的体位。然后护士连接导联线,每连接一根护士就发出音符的声音,连接完毕后展示"乐谱"(心电图纸)(图 4-14-3)。

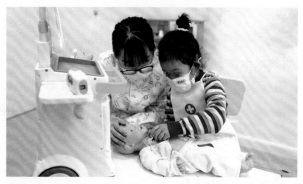

图 4-14-3 "心脏来谱曲"游戏

(7)正面反馈:对患儿演示心电图检查时的配合要点和体位给予及时的表扬和肯定。

(8)注意事项:评估患儿有无酒精过敏现象。避免患儿在使用酒精棉球后用手触碰眼睛。

场景二

家长带着患儿看了医生后,陪同患儿进入静脉抽血中心等候区,患儿说着不想抽血,同时拉着妈妈的衣角要往外走。

【问题分析】

患儿来到抽血中心等候区时,看到有患儿抽血时在哭,立刻想到会很疼,想象可能接下来将要发生在自己身上的事情将会是十分恐怖的事,因此充满恐惧感,想要让家长带其离开。

【干预措施】

游戏4:我是采血小能手

1. 设计理念　情景模拟游戏有助于患儿提前了解采血的大致流程,获得练习配合技巧的机会,通过让患儿自行扮演护士,演练即将发生的采血流程,能让患儿了解即将发生的事件过程,获得力量感和控制感,从而减少抵触情绪。

2. 适用年龄　≥4岁。

3. 适合人数　1~3人。

4. 引导人员　护士、家长。

5. 游戏场所　游戏室。

6. 物品准备　静脉采血游戏工具包(包括宣教图册、仿真玩具或真实医疗用品等,图4-14-4)。

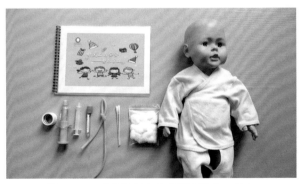

图4-14-4　"我是采血小能手"游戏工具包

7. 游戏内容

(1)理解安慰:对患儿的恐惧及逃避行为表示理解,并倾听患儿对此抗拒的真实想法。

(2)游戏目的:通过角色扮演游戏让患儿了解采血流程,

熟悉该过程的配合内容,减少抵触情绪,顺利完成采血。

(3)参与规则:游戏时长为20~30分钟,鼓励家长一起参与。患儿可以自由选择游戏的角色和游戏的进度。

(4)提供信息:采血相关医疗物品,采血的过程,消毒时和使用压脉带时的皮肤感觉。

(5)学习技能:采血过程中的配合。

(6)运用和练习:让患儿在玩偶上练习寻找静脉、皮肤消毒、扎压脉带等,让患儿选择喜欢的方式来分散注意力减轻采血时的紧张感,让患儿告知玩偶如何配合采血过程、采血结束后如何正确按压采血点(图4-14-5)。

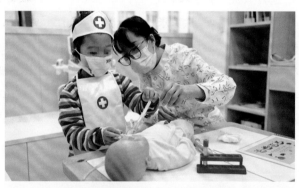

图4-14-5 "我是采血小能手"游戏

(7)正面反馈:对每一次患儿的主动参与给予及时的表扬和感谢。

(8)注意事项:活动过程需要耐心的沟通和倾听,以降低患儿的陌生、紧张情绪,建立其对护士的信任。游戏开始前,避免代替患儿选择游戏角色的分配,从而降低患儿对游戏的关注与兴趣;游戏过程中,随时关注患儿的感受和情绪,必要时做适当的解释和引导。

游戏结束后,家长陪同患儿来到抽血台,患儿在抽血过程中出现回抽手臂、扭曲身体的表现。口里说着"我怕,我怕"。

【问题分析】

尽管已经了解了抽血的过程,但患儿对采血针进入皮肤这件事还是有点害怕,不自主地就想做出逃避的行为。

【干预措施】

游戏5:压力球游戏

1. 设计理念 压力球游戏旨在通过科学、积极的减压方式来缓解患儿就医治疗过程中所产生的不良情绪,也可用于缓解患儿身体的紧张状态及心理上的压力,同时可以帮助患儿减少烦躁不安以及注意力不集中的现象。随着游戏的进行,患儿无处释放的不良情绪会随着压力球一张一压而宣泄,帮助患儿恢复良好心情的同时分散了患儿对抽血操作的本身。

2. 适用人群 >2岁儿童

3. 适合人数 1人

4. 引导人员 护士

5. 游戏场所 静脉采血操作台

6. 物品准备 压力球若干个

7. 游戏过程(时间<5分钟)

(1)理解和安慰:对患儿逃避行为表示理解,并倾听患儿对此抗拒的真实想法。愿意通过游戏来帮助他更好地配合我们的操作。

(2)解释游戏:解释我们将通过游戏来让他分散对抽血过程的恐惧,他就可以在抽血的过程中很好地配合我们抽血,从而能够较快地完成抽血的过程。

（3）游戏规则：告诉患儿和家长我们这个游戏大约5分钟，妈妈可以帮助稳固患儿的身体。患儿可以自由选择压力球的款式和颜色。

（4）提供信息：在开始使用压力球之前，向患儿解释如何正确地挤压球，可以示范给他看，或者让他尝试挤压几次，直到他们掌握正确的技巧。

（5）学习技能：如何在抽血过程中使用压力球。

（6）运用和练习：练习如何使用压力球。

（7）正面反馈：对患儿配合使用压力球的行为进行表扬，并对患儿正确使用压力球再次进行表扬。

（8）注意事项：因为疾病原因无法使用压力球或者无法配合患儿请勿选择此游戏。

场景四

家长陪同患儿抽完血后，来到雾化室，看见有婴儿被家长抱着在哭，面部还罩着发着白雾的面罩，不想进雾化室去。

【问题分析】

从抽血的地方到雾化室的环境变化可能让患儿感到陌生和不适应，特别是看见哭吵的婴儿、面罩和白雾，因不了解雾化过程，对于雾化瞬间产生疑虑和担忧。

【干预措施】

游戏6：面部水疗

1. 设计理念　通过面部水疗游戏模拟即将发生的雾化治疗过程，让患儿了解整个过程中会出现的感受，彻底消除对雾化的抵触情绪。

2. 适用年龄　≥3岁。

3. 适合人数　1~5人。

4. 引导人员　护士、家长。

5. 游戏场所 游戏室。

6. 物品准备 雾化面罩、雾化仪。

7. 游戏内容

(1)理解安慰：对患儿的抵触情绪表示理解，并倾听患儿对此抵触的真实想法。告知患儿不会产生任何伤害和疼痛感。

(2)游戏目的：向患儿解释雾化后可以使咳嗽症状减轻，缓解患儿的不适症状，从而使患儿能够自主配合完成雾化过程。

(3)参与规则：游戏时长约10分钟，要求家长一起参与。

(4)提供信息：雾化面罩的作用，雾化时的呼吸配合，雾化时水雾吹到脸上和面罩罩在脸上时的皮肤感受。

(5)学习技能：患儿掌握雾化时的呼吸配合（鼻子用力吸气后用嘴呼气）。

(6)运用和练习：让患儿为娃娃戴上面罩，引导患儿说出如何呼吸（图4-14-6）。

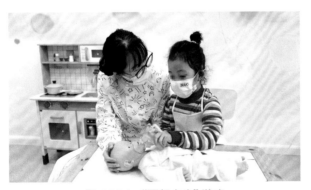

图4-14-6 "面部水疗"游戏

(7)正面反馈：对患儿在游戏过程中的积极配合给予及时的表扬和鼓励。

(8)注意事项：注意观察患儿的情绪波动情况，游戏进程根据患儿的配合程度而定。

（单佳妮 沈美萍）

［1］ Peterson E, Morgan R, Calhoun A. Improving Patient- and Family-Centered Communication in Pediatrics: A Review of Simulation-Based Learning [J]. Pediatr Ann, 2021, 50 (1): e32-e38.

［2］ Ragavan M I, Cowden J D. The Complexities of Assessing Language and Interpreter Preferences in Pediatrics [J]. Health Equity, 2018, 2 (1): 70-73.

［3］ LOOKABAUGH SBSM. The scope and future direction of child life [J]. Journal of Child and Family Studies, 2018, 27 (6), 1721-1731.

［4］ B ROMITO, JEWELL J, JACKSON M. Child life services [J]. Pediatrics, 2021, 147 (1).

［5］ Thompson R H. The handbook of child life: A guide for pediatric psychosocial care [M]. Illi-nois: Charles C Thomas Publisher, 2018.

［6］ Beickert K, Mora K. Transforming the pediatric experience: the story of child life [J]. Pediatric annals, 2017, 46 (9): e345-e351.

［7］ TOSEEB U, GIBSON J L, NEWBURY D F, et al. Play and prosociality are associated with fewer externalizing problems in children with developmental language disorder: The role of early language and communication environment [J]. Int J Lang Commun Disord, 2020, 55 (4): 583-602.

［8］ CASSELL S. Effect of brief puppet therapy upon the emotional responses of children undergoing cardiac catheterization [J]. Journal of consulting psychology, 1965, 29: 1-8.

［9］ MOORE E R, BENNETT, K L, DIETRICH M S, et al. The effect of directed medical play on young children's pain and distress during burn wound care [J]. J Pediatr Health Care, 2015, 29 (3): 265-273.

［10］陈朔晖, 吴小花. 儿童医疗辅导在临床的开展及研究 [J]. 中国护理管理, 2019, 19 (S1): 163-165.

［11］顾莺, 张晓波, 傅丽丽, 等. 儿童医疗游戏辅导护理专业队伍的建设与管理 [J]. 中国护理管理, 2019, 19 (5): 761-764.

［12］俞君, 陈朔晖, 吴小花, 等. Child Life 人性化服务的研究进展 [J]. 护理与康复, 2018, 17 (12): 22-24.

［13］杨芹. 美国儿童医院人文关怀组织 Child Life 介绍 [J]. 护理学杂志, 2017, 32 (9): 87-89.

［14］吴小花, 诸纪华, 周红琴, 等. ICU 儿童医疗辅导的研究进展 [J]. 中华急危重症护理杂志, 2021, 2 (5): 448-453.

［15］秦颖, 王玫, 童瑞, 等. 音乐疗法的临床研究现状及展望 [J]. 解放军医学院学报, 2017, 38 (2): 190-193.

［16］张顺娣, 顾莺, 胡菲, 等. 儿童医疗辅导照护缓解患儿腰椎穿刺疼痛和父母焦虑研究 [J]. 护理学杂志, 2020, 35 (24): 30-32.

［17］吴红霞, 梁雪梅. 基于心理暗示的儿童腹部 3-T 磁共振检查护理干预初步研究 [J]. 湖北科技学院学报 (医学版), 2020, 34 (4): 353-355.

［18］孙妍. 基于乐高积木探索学前儿童心理发展 [J]. 教育界 (基础教育), 2019 (11): 118-119.

［19］孙雪. 情景游戏干预在马蹄内翻足 Ponseti 法畸形矫治患儿健康教育中的应用 [J]. 护理实践与研究, 2021, 18 (8): 1221-1223.

［20］徐磊, 陆文炜, 张瑾瑾. 骨折住院患儿健康宣教现状调查和多模式健康教育应用效果观察 [J]. 中国妇幼保健, 2021, 36 (17): 4090-4093.

［21］张倩, 郭锦丽, 黄永波, 等. 医疗游戏辅导对学龄期四肢骨折患儿心理状态及疼痛的影响 [J]. 护理研究, 2022, 36 (19): 3549-3553.

［22］韩萌萌, 田亚明, 肖兰. 游戏式功能锻炼对 Gartland Ⅲ 型肱骨髁上骨折患儿心理行为特征及肘关节功能恢复的影响 [J]. 全科护理, 2022, 20 (25): 3524-3527.

［23］王艳琴, 马延玲, 付晓荣. 儿童医疗游戏辅导对小儿缺铁性贫血患儿心理状态、生存质量的影响 [J]. 临床医学研究与实践, 2022, 7 (30): 179-182.

［24］SCHAEFER C E, CANGELOSI D. 游戏的力量: 58 种经典儿童游戏治疗技术 [M]. 张琦云, 吴晨骏. 北京: 中国轻工业出版社, 2020: 52-57, 185-191.

［25］王敏华, 杨琦, 刘倩倩, 等. 医疗辅导游戏在急性白血病患儿 PICC

置管中的应用效果 [J]. 全科护理, 2021, 19 (21): 2915-2918.

［26］谢倩雯, 季庆英, 戴晓露. 慢性病患儿的心理社会功能及干预策略 [J]. 医学与哲学, 2018, 39 (12): 74-77.

［27］CAPURSO M, PAZZAGLI C. Play as a coping strategy？A review of the relevant literature [J]. Children's Health Care, 2014, 45 (1): 39-66.

［28］曾琴. 治疗性游戏对儿科侵入性操作的影响 [J]. 护理实践与研究, 2017, 14 (21): 102-103.

［29］何向英, 吴小花, 郑智慧, 等. Child Life 治疗性游戏干预对住院患儿的应用研究现状 [J]. 护理与康复, 2022, 21 (4): 85-88.

［30］郑彤, 陈京立. 治疗性游戏在儿科护理中的应用进展 [J]. 护理研究, 2021, 35 (7): 1222-1225.

［31］杨祺, 黄景香, 李朝霞. 游戏对化疗患儿进行干预的结果及研究 [J]. 河北医药, 2009, 31 (1): 44-45.

［32］罗芯敏, 刘衍玲. 绘画心理治疗的理论基础与实践应用 [J]. 中小学心理健康教育, 2022 (1): 9-12.

［33］鲁娟, 项蒙, 陈欣欣, 等. Child Life 医疗模式在儿童骨科病房的构建及应用 [J]. 护理与康复, 2020, 19 (2): 70-72.

［34］黎紫艳, 温秀兰, 黄海英, 等. 肿瘤患儿化疗相关性恶心呕吐症状管理的循证实践 [J]. 护理学报, 2022, 29 (14): 43-47.

［35］COŞKUNTÜRK A E, GÖZEN D. The effect of interactive therapeutic play education program on anxiety levels of children undergoing cardiac surgery and their mothers [J]. J Perianesth Nurs, 2018, 33 (6): 781-789.

［36］RAJA S N, CARR D B, COHEN M, et al. The revised International Association for the Study of Pain definition of pain: concepts, challenges, and compromises [J]. Pain, 2020, 161 (9): 1976-1982.

［37］江艳, 陆群峰, 邵珍珍, 等. 主动与被动分散注意力对降低儿童操作性疼痛有效性的 Meta 分析 [J]. 护理研究, 2021, 35 (5): 839-845.

［38］ALZAWAD Z, LEWIS F M, LI M. Content validity of parental stressor scale: pediatric intensive care unit (PSS: PICU)[J]. Western journal of nursing research, 2021, 43 (4): 381-391.

［39］倪韶青. 临床研究协调员实务问答手册 [M]. 北京: 科学技术文献出版社, 2022: 241-247.

［40］郭心诚, 尚慧芳, 王传顺. 基于积极分心理论的儿童医疗环境游戏

化设计研究 [J]. 工业设计, 2020 (8): 52-53.

[41] HUERGA R S, LADE J, MUELLER F. Designing play to support hospitalized children [G]. Proceedings of the 2016 Annual Symposium on Computer-Human Interaction in Play, 2016.

[42] PARK J G. Color perception in pediatric patient room design: healthy children vs. pediatric patients [J]. HERD, 2009, 2 (3): 6-28.

[43] WEINBERGER N, BUTLER A G, SCHUMACHER P. Looking inside and out: perceptions of physical activity in childcare spaces [J]. Early Child Development and Care, 2013, 184 (2): 194-210.

[44] MCNEILL M, NOYEK S, ENGEDA E, et al. Assessing the engagement of children and families in selecting patient-reported outcomes (PROs) and developing their measures: a systematic review [J]. Qual Life Res, 2021, 30 (4): 983-995.

[45] 向仕婷, 林国嬿, 李逊, 等. 儿童舒缓治疗的意义和发展现状 [J]. 中国当代儿科杂志, 2020, 22 (6): 662-666.

[46] 周英华, 庄严. 多元文化对儿童安宁疗护实践的影响 [J]. 医学与哲学, 2021, 42 (19): 49-54.

[47] MARCUS K L, SANTOS G, CIAPPONI A, et al. Impact of Specialized Pediatric Palliative Care: A Systematic Review [J]. Journal of pain and symptom management, 2020, 59 (2), 339-364.

[48] WEAVER M S, MOONEY-DOYLE K, KELLY K P, et al. The benefits and burdens of pediatric palliative care and end-of-life research: A systematic review [J]. Journal of palliative medicine, 2019, 22 (8): 915-926.

[49] DE CLERCQ E, ROST M, RAKIC M, et al. The conceptual understanding of pediatric palliative care: a Swiss healthcare perspective [J]. BMC palliative care, 2019, 18 (1): 55.

[50] 董诗奇, 王娟, 杜若飞, 等. 儿童姑息照护影响因素及管理实践的研究进展 [J]. 中华护理杂志, 2021, 56 (4): 618-622.

71杉